AF403621

A. PARMOND

SOMNAMBULISME

ET

THÉRAPEUTIQUE

Somnambules
Thérapeutique de Mme Kelsch de Nancy
Remèdes éprouvés de sources différentes

PARIS

LIBRAIRIE DES SCIENCES PSYCHIQUES

42, RUE SAINT-JACQUES, 42

1904

Tous droits réservés.

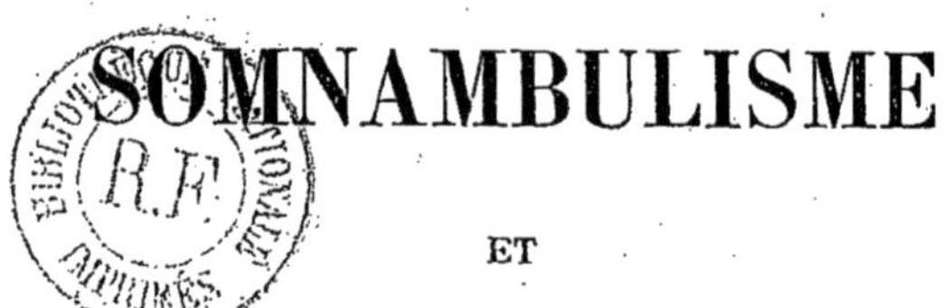

SOMNAMBULISME

ET

THÉRAPEUTIQUE

A. BARMOND

SOMNAMBULISME

ET

THÉRAPEUTIQUE

PARIS

P.-G. LEYMARIE, LIBRAIRE-ÉDITEUR

42, RUE SAINT-JACQUES, 42

1904

PRÉFACE

La *science des simples* a suivi dans la tombe son éloquent interprète officiel, le Dr Cazin (1).

Ce petit livre ne prétend pas la faire renaître de ses cendres, mais en citant de nombreux exemples de son pouvoir merveilleux, il exprime des regrets sur sa disparition.

Les simples vivent de l'air que nous respirons, du sol qui produit nos aliments : ils sympathisent avec notre sang, nos organes et possèdent tous les éléments de guérison.

La thérapeutique de Mme Vve Kelsch de Nancy, décrite aux chapitres II, III et IV, en donne la preuve.

Elle pratique l'alliance de l'hygiène et de la médecine, deux sœurs trop souvent ennemies.

Elle agit instantanément sur le sang et par la cause du mal détruit les effets

Elle soigne simultanément toutes les maladies qui exigent ailleurs des traitements opposés.

Elle respecte la solidarité qui règne dans l'organisme : l'organe malade n'est jamais soulagé ou guéri au détriment d'un autre, l'amélioration est générale.

Dans bien des cas le traitement débute par une

---

(1) L'auteur savant, impartial du *Traité pratique et raisonné des plantes indigènes et acclimatées*. Asselin et Haizeau, éditeurs rue de l'Ecole de médecine, à Paris.

purge dépurative énergique qui déblaie les voies, assainit le sang, prépare, facilite l'action bienfaisante des tisanes et des bouillons de légumes.

Sauver de l'oubli pour mémoire peut-être mais par devoir cette thérapeutique inédite si fructueuse, originale par surcroît;

Rendre au somnambulisme (don naturel, sixième sens accordé à de rares privilégiés) la justice qui lui est due;

Indiquer quelques remèdes susceptibles de rendre de grands services;

Payer à la mémoire de cette bonne Mme Kelsch un juste tribut de reconnaissance des nombreux malades dont j'étais le secrétaire, dans un but humanitaire et d'études;

Tel est le but de cette modeste publication.

SOMNAMBULISME

ET

THÉRAPEUTIQUE

CHAPITRE PREMIER

Somnambules.

Dans ma jeunesse, « il y a longtemps de ça », (la révolution de 1848 battait son plein), victime des remèdes à la mode d'alors (poisons, ferrugineux à haute dose et produits exotiques trop énergiques) prescrits par un membre éminent de la Faculté, j'eus recours au somnambulisme : à de longs intervalles des personnes bienveillantes m'ont mis en relations avec plusieurs somnambules célèbres, de Paris, de Nancy, que cette étude vous fera connaître, ami lecteur.

La première consultée fut Mlle Marie assistée du docteur G...in, sincère, sérieuse, remplie de bonne volonté, mais jeune, sans expérience et très fatiguée. Je supposais que le soir, en petit comité savant, son seigneur et maître abusait de ses qualités.

.*.

Agée, expérimentée, était Mme X .., femme d'un docteur habitant le quartier des Ecoles.

Le diagnostic de ces dames était personnel, juste, mais sous l'influence des magnétiseurs, leur thérapeutique faisait partie du bagage officiel, les remèdes dangereux exceptés.

C'était du somnambulisme mitigé.

*
* *

Au contraire chez Mme D...et, la science pure brillait du plus vif éclat : dans la force de l'âge, d'une santé florissante, gaie et sympathique, elle inspirait confiance et la méritait.

Afin d'être en règle avec la loi, son mari s'était fait recevoir officier de santé et se contentait d'apposer sa signature sur les ordonnances qui étaient remplies par un pharmacien désigné : c'était le revers de la médaille, sur lequel vu les résultats on glissait volontiers.

Pour être admis à la consultation il fallait avoir une lettre indiquant le jour et l'heure.

Le salon, luxueux, contenait des bibelots de prix et des tableaux de maîtres offerts par de hauts personnages reconnaissants.

Dans certains cas et pour parfaire son diagnostic chez les hommes, on lui couvrait la figure d'un voile.

Après un essai des plus réussis, je lui conduisis une femme de 50 ans, très souffrante depuis plus de vingt ans de gastralgie, d'insomnie, compliquées de manifestations de l'âge critique : les résultats inespérés de plusieurs consultations décidèrent une jeune femme, sa fille, à suivre son exemple : elle souffrait depuis plusieurs mois d'un mal de gorge augmentant sans cesse malgré les soins d'un docteur de Paris.

Aussitôt sa main dans la main de M^mo D...et. celle-ci s'écria : « Mais ma petite vous percez vos dents de sagesse. »

Les remèdes irritants supprimés, le soulagement fut immédiat, et favorisée par le traitement, la dentition se fit sans difficulté.

*
* *

Dans le troupeau, les brebis galeuses ne manquent pas : Mme X... dont la quatrième page des journaux et le Bottin vantaient les talents, la lucidité, était du nombre.

Un rusé compère, assis dans un coin du salon d'attente, faisait discrètement son éloge, et deux graves personnages, tout de noir habillés, l'assistaient en qualité de secrétaire et de conseiller. La carte d'un pharmacien du quartier chaudement recommandé, était jointe à l'ordonnance compliquée à plaisir de remèdes anodins, (circonstance atténuante).

Le point culminant de sa consultation fut :

« Ne mangez pas d'asperges ! »

*
* *

Mme E... (jeune mère de famille), par sa sincérité unie à la simplicité, par un don naturel doublé d'études et de savoir, rachetait par ses qualités les défauts de la précédente.

Sa thérapeutique était empruntée aux sources officielles allégées des produits violents ; le *monde des spécialités* et les progrès de la chimie lui étaient familiers.

Deux ordonnances comme preuves à l'appui :

1° Pour un *homme de 60 ans :* «Prendre à jeun, deux fois par semaine, un verre à bordeaux d'eau de Birmenstorf.

Solution Labé (au « phosphate monocalsique ») une cuillerée à soupe au commencement des repas.

Prendre en mangeant un paquet de « 40 centigrammes de pancréatine mélangée aux aliments ».

Manger chaque jour 5 à 6 jaunes d'œufs.

Matin et soir frictions sur la colonne vertébrale avec du baume de Fioraventi, (Traitement pour deux mois).

2° *Pour une jeune femme :*

Prendre à jeun et en se couchant une cuillerée à café de valérianate d'ammoniaque liquide dans une tasse de *tilleul.*

Charbon végétal	30 centigr.
Magnésie lourde.	30 —
Bicarbonate de soude	30 —

pour un cachet à prendre au commencement des repas.

Vin composé :

Teinture de quinquina.	20 gram.
Teinture de coca.	20 —
Pancréatine.	10 —
Bi-phosphate de chaux.	5 —

dans un litre de vin de Malaga.

Un verre à liqueur après les repas.

Le *tilleul* (1) sert de trait d'union entre le système de

(1) « Après Jésus, le tilleul est mon sauveur », disait jadis une bonne vieille grand'mère.

Mme E... et celui de Mme Kelsch, entre le présent et le passé.

Ses ordonnances, parfois très compliquées, eussent été contresignées de MM. les docteurs. Des personnes se croyant bien informées, prétendaient qu'elle était une élève de la Faculté ayant son diplôme.

Inutile est la chose : le somnambulisme y supplée... avec avantage.

Deux anneaux remplissaient le rôle du Magnétiseur absent : elle s'endormait à chaque consultation en pressant le plus petit dans sa main et se réveillait avec l'autre que le secrétaire, sur sa demande, lui remettait : *Le secrétaire c'était le patient.* Elle-même allait chercher les personnes au salon et les reconduisait à la sortie (surcroît de fatigue pour la sympathique personne).

Le prix des consultations suivit le cours de ses succès : à 5 francs au début il montait à 10 francs plusieurs années après.

Dans le salon trop petit pour contenir les visiteurs se succédant de 9 heures à midi et de 2 à 5 heures, nul besoin de compère, le concert de louanges était général. A ma première visite, une jeune femme de la province tenant dans ses bras un bébé de 4 mois, frais et dispos, se faisait surtout remarquer : pendant ses deux premiers mois et jusqu'à ce que Mme E... fût consultée par l'intermédiaire d'une parente, ce cher petit endura toutes les misères possibles ; jour et nuit ses cris ne cessaient pas. Contre l'avis du docteur qui voulait qu'on le sevrât dans l'intérêt de la santé de sa mère, Mme E... conseilla qu'elle continuât à l'allaiter et indiqua un traitement qui réussit à souhait.

Une autre fois, une jeune femme très fatiguée racontait que, souffrant de coliques néphrétiques, elle avait eu une crise terrible en arrivant à Paris. Elle venait des frontières d'Espagne tout exprès pour consulter Mme E... sur la recommandation d'un Monsieur qu'elle avait guéri de la même maladie.

Une jeune femme, accompagnée de son mari, nous disait qu'elle était atteinte d'une maladie de langueur la rendant incapable de marcher, de faire quoi que ce fût. Elle était abandonnée des médecins.

Mme E... commença par lui remonter le moral, ce dont elle avait bien besoin ! Après un mois de traitement elle marchait.

Un nouveau client n'était introduit que sur la recommandation d'un ancien. L'ami d'un mien ami me procura ce privilège. Pour lui et pour sa famille, ce Monsieur avait eu souvent recours aux lumières de Mme E..., toujours avec un plein succès, notamment pour débuter, dans une circonstance des plus tragiques : son fils aîné, à la veille de subir l'amputation d'une jambe, avait été guéri par elle.

Mme E... représente :
La *Médecine officielle* (revue et corrigée) ;
Le *Somnambulisme* pratique et fécond ;
Et le *Féminisme* dans ses plus hautes aspirations.

*
* *

Mme Vve Kelsch (1), aux prétentions plus modestes, était l'apôtre de la médecine ancienne, expérimentale s'il en fût.
Sa science, fille de l'Alsace regrettée, est un reflet de la Province absente, titre cher à nos cœurs...
Nos bonnes plantes médicinales lui avaient divulgué tous leurs secrets ; ses tisanes toujours composées d'espèces différentes, faisaient merveille ; ses remèdes externes non moins efficaces, avaient un cachet particulier.
Chaque traitement était pour moi une surprise, une révélation. Que de services elle a rendus ; on ne peut se faire une idée du nombre de malades soulagés, guéris par ses remèdes peu coûteux.
D'une lucidité remarquable, il suffisait qu'on lui mît des cheveux sous enveloppe, sans explication (2), et même ne rien lui demander (3), pour recevoir une consultation ne laissant rien à désirer.
Très charitable, elle refusait le prix de ses consultations pour les indigents.
Elle est morte à la tâche, dans la plénitude de ses facultés.

(1) Alsacienne restée Française.
(2) Voir les lettres du chapitre III.
(3) Consultation n° 267.

CHAPITRE II

Méthode de Mme Vve Kelsch (1).

HYGIÈNE ET THÉRAPEUTIQUE

Consultations.

ANÉMIE (2)

1. — La vie de cette jeune fille est en danger ; elle n'a presque plus de sang, il est trop faible pour les nerfs ; il y a encore un peu d'espoir.

Cette maladie est causée par des frayeurs. Peut-être y aura-t-il guérison, mais cela sera un peu long.

Tisane faite avec de la racine de valériane, racine d'angélique, serpolet et mélisse, cuire ensemble 2 minutes, en boire 15 jours le plus possible. Prendre le matin à jeun pendant 6 jours une infusion d'armoise et d'anis des prés.

Cueillir à une heure de l'après-midi, par un beau soleil, des feuilles d'aulne, les mettre dans un four pas trop chaud pendant 4 ou 5 heures pour les sécher, en faire un matelas pour coucher la malade dessus. Prendre 6 grands bains, un tous les jours, cuire des feuilles de noyer pour mettre dedans, y rester une demi-heure. Mettre tremper pendant 2 jours de la verveine et du serpolet dans un litre de bon

---

(1) *Doses* : Feuilles et fleurs. Infusion. Jeter l'eau bouillante sur les plantes, et laisser infuser 15 minutes, en totalité, 12 à 15 grammes par litre d'eau.

Racines : décoction (de 2 à 5 minutes), en totalité, 20 à 25 grammes par litre d'eau.

(2) Un grand nombre d'ordonnances comprend des maladies différentes, la principale est indiquée dans l'intitulé.

vin et frictionner les membres deux fois par jour avec ce vin pendant 10 jours de suite. Revoir après ce traitement.

2. Pour ce marin, il a une cruelle maladie ; il y a du danger, mais il y a encore guérison ; il lui faut un grand repos, car il n'a plus de sang ; beaucoup de grand air ; qu'il mange beaucoup de cresson et de pissenlits, du bon bouillon et un peu de bon vin. De la tisane avec petite absinthe, centaurée, verveine et trèfle de ruisseau ; jeter l'eau bouillante sur ces plantes, en boire un litre par jour pendant 15 jours. Frictionner souvent les poignets avec de l'huile d'aspic et prendre souvent à jeun le matin des infusions avec de l'armoise. Voilà tout.

3. 1re *Consultation.* — Pour ce petit garçon, il a un affaiblissement du sang, et un peu d'engorgement ; il a besoin d'être bien soigné. Prendre une demi-bouteille de sirop antiscorbutique, une cuillerée à bouche tous les matins à jeun, tisane de l'arnica, de la verveine, un peu de petite absinthe, infusion ; en boire pendant 15 jours le plus possible. Piler de la verveine et mettre en cataplasme 8 nuits de suite sur le côté.

Cuire dans de l'eau des poireaux, du mou de veau, des navets, pendant une heure, en prendre un bol le soir pour se coucher, pendant 15 jours.

4. 2° *Consultation.* — Les boutons du petit garçon proviennent de l'effet des remèdes qu'il a pris ; c'est le mauvais sang qui sort, il n'a plus rien de dangereux. Tisane de bourrache, pensée sauvage, fleurs de violettes, infusion ; lui en faire boire pendant 12 jours le plus possible.

Mettre tremper une pincée de petite absinthe dans un litre de bon vin, lui en faire boire un verre à bordeaux dans la matinée et un dans l'après-dîner.

Lui graisser les boutons matin et soir avec de l'huile d'amandes douces.

5. Pour cette jeune fille, il y a une grande anémie, de la fièvre nerveuse ; cela deviendrait dangereux, mais il y a remède. Une demi-bouteille de sirop de cresson, une cuillerée à soupe tous les matins à jeun ; dans la journée, tisane avec trèfle d'eau, centaurée, fleur de millefeuille, seconde écorce de saule, bourgeons de sapin, un peu de chaque, cuire trois minutes, en boire 12 jours, un litre par jour ; jeter de l'eau bouillante sur un peu de racine de gentiane ;

mêler de cette eau avec du bon vin aux repas. Frictionner souvent le front dans la journée avec des tranches de citron pendant 10 à 12 jours.

6. Cette personne est d'une grande faiblesse ; elle a de la fièvre nerveuse, un peu d'anémie ; mais en prenant des précautions, il y a remède. Il faut demi-bouteille de sirop de cresson à prendre une cuillerée à soupe tous les matins à jeun, un litre de vin de quinquina au malaga, un verre à bordeaux dans la matinée et autant dans l'après-midi.

Dans la journée tisane avec seconde écorce de saule, écorces d'oranges amères, bourgeons de sapin, racine de patience, un peu de chaque ; cuire 4 minutes, en boire un 1/2 litre par jour pendant 15 jours. Prendre beaucoup de bouillon de bœuf dans lequel on mettra beaucoup de poireaux ; manger des légumes dans du jus de viande.

CŒUR (Maladies du).

7. Cette demoiselle a beaucoup d'eau sur le cœur, et le sang très faible, ça lui donne des douleurs névralgiques et des idées tristes. Il ne faut pas l'engager à la viande ; un peu de poulet rôti à la sauce mayonnaise ou avec du cresson de fontaine ; prendre de la rhubarbe pour 20 centimes et en mettre une prise dans la première cuillerée de soupe à midi. Tisane de douce-amère un peu de quassia amara et de la centaurée, cuire ensemble 2 minutes, en boire 12 jours le plus possible. Frictionner la tête et les épaules matin et soir avec du vinaigre. Quand il fait bon, faire de bonnes promenades.

8. Pour cet homme, le cœur est embarrassé, c'est du sang qui s'y porte. Prendre 6 pilules de Paul Gage, 2 à jeun 3 jours de suite, le quatrième jour tisane : fleurs d'oranger, mélisse, fleurs de tilleul, un peu de verveine, infusion ; sucrer avec du sirop d'écorces d'oranges amères ; en boire un litre par jour pendant 10 jours. Prendre le soir pour se coucher une cuillerée à café de sirop de morphine et se graisser la poitrine avec un peu d'éther. Il ne faut pas manger de viande de porc. Voilà tout ce qu'il faut faire.

9. Pour cette jeune fille, le sang est très faible, mélangé

d'eau et un peu d'eau sous le cœur, ce qui lui occasionne des battements ; il y a guérison, cela ne la ferait pas mourir, mais elle souffrirait. Prendre de l'élixir de longue vie pour 1 fr. 50, une cuillerée à bouche un quart d'heure avant le repas de midi, délayé dans une infusion de tilleul.

Tisane de serpolet, fleurs d'oranger, armoise, infusion ; sucrer avec du sirop d'écorce d'oranges amères, en boire 10 jours le plus possible. Manger de la salade de cresson. Prendre souvent un bain de pieds dans de l'eau où vous aurez mis une poignée de sel, rester dedans 20 minutes.

10. Pour cette jeune fille, c'est la bile qui se porte au cœur, ce n'est rien. Lui donner une bouteille de sirop antiscorbutique, une cuillerée à bouche à jeun tous les jours. Tisane pensée sauvage, fumeterre, petite absinthe, un peu de centaurée, une pincée de chacune par litre, en boire 10 jours le plus possible, tiède. Mettre tremper un peu de quassia amara dans un litre de vin vieux, pendant 2 jours, et lui en donner un verre à bordeaux dans la matinée et un dans l'après-dîner. Lui faire faire de bonnes promenades.

11. Ce monsieur a une hydropisie de cœur ; ça deviendrait dangereux, mais il y a remède. Prendre une demi-bouteille de sirop antiscorbutique, une cuillerée à bouche tous les matins. Jeter du lait bouillant sur des fleurs de sureau, en boire un bol pour se coucher, pendant 8 jours. Dans la journée, tisane avec lierre terrestre, feuilles de ronce, verveine, infusion ; sucrer avec du sirop de gomme, en boire pendant 15 jours, un litre par jour ; sucer souvent dans la journée des pastilles soufrées, se graisser la poitrine avec de l'huile d'olives.

CONGESTION

12. Pour cette petite fille, il ne reste plus de vers, mais le soleil lui a donné une congestion au cerveau ; il n'y a rien de dangereux. Etendre du vinaigre dans de l'eau, lui laver souvent le front avec cette eau et mettre des compresses sur le front. Ajouter du citron dans de l'eau, mêler de cette eau avec un peu de vin vieux aux repas. Tisane : fleurs de rose de Provins, fleurs d'ortie blanche, fleurs de grande consoude, fleurs de bluets, une pincée de chacune, infusion, en boire pendant 15 jours le plus possible.

Sortir le matin à la fraîcheur et le soir la même chose. Manger beaucoup de panades et des œufs. Voilà tout.

13. Pour ce monsieur, la maladie est très grave (congestion), mais en prenant des précautions on pourra le sauver. Prendre une boîte de 25 pilules Mergaut, 2 à jeun tous les 2 jours. Dans la journée tisane avec centaurée, fleurs de millefeuille, bourrache, fumeterre ; infusion, en boire un litre par jour pendant 15 jours. Frictionner souvent le front avec du jus de citron ; frictionner les membres matin et soir avec de l'eau sédative, manger de la salade de pissenlit mélangée d'un peu de cresson ; lui faire faire une bonne transpiration avec une infusion de tilleul. Voilà tout.

14. La douleur au cou et à la nuque que ce monsieur a ressentie a été causée par le sang qui s'est porté à la tête ; c'est très douloureux, mais il n'y a rien à craindre, rien d'attaqué. Prendre 6 bains de pieds, un tous les 2 jours, dans lequel on cuira une bonne poignée d'armoise, y rester 20 minutes. Tisane faite avec trèfle de ruisseau, fumeterre, centaurée ; infusion, en boire 15 jours un litre par jour. Prendre une bonne pincée de poudre de rhubarbe dans la première cuillerée de bouillon à midi. Mettre tremper pendant 2 jours une poignée de verveine dans un litre de bon vin, se laver souvent la nuque avec ce vin, 15 jours et plus si l'on veut.

La vue se remettra ; le sang qui s'est porté à la tête l'a un peu voilée. Jeter de l'eau bouillante sur des fleurs de bluets et se laver souvent les yeux avec cette eau pendant un mois. Ne pas porter de lunettes, cela fatiguerait les yeux.

CONTUSION

15. 1ʳᵉ *Consultation*. — Pour cette demoiselle, c'est d'employer immédiatement les cataplasmes de verveine, jeter un peu d'eau bien bouillante dessus, et lui mettre en cataplasme six nuits de suite ; ajouter dessus deux blancs d'œufs. Lui frictionner le dos deux fois par jour pendant six jours, avec de la pommade camphrée. Boire une tisane de verveine et d'arnica, pendant huit jours, une bouteille par jour. En prenant bien ces remèdes tout disparaîtra.

2° Consultation. — Cette jeune fille a eu le bras forcé, mais aujourd'hui elle est mieux ; les cataplasmes de verveine lui ont fait beaucoup de bien ; les continuer encore pendant six jours. Frictionner le bras deux fois par jour avec de la teinture d'arnica. Il faut huit jours de repos et ce sera fini. Tourner une boule d'acier dans le vin qu'elle boira aux repas. Voilà tout.

DENTS PLOMBÉES

16. Pour cette jeune fille il n'y a pas à s'en tourmenter, il n'y a pas d'anémie ; ses dents plombées, c'est nuisible à la santé, surtout qu'elles ont été mal plombées. Il ne faut pas faire travailler dans sa denture, il y aurait à craindre des hémorragies ; comme le sang est faible, ce serait ennuyeux ; ces dents tiennent un peu de névralgie. Mâcher souvent de l'oseille de jardin, du cresson et les cracher après avoir mâché. Jeter de l'eau bouillante sur trèfle de ruisseau et fumeterre, en boire quinze jours. Boire du vin de Malaga, un verre à liqueur le matin, un l'après-midi, faire de bonnes promenades. Prendre de la rhubarbe pour 0 fr. 40, une pincée dans la première cuillerée de bouillon à midi.

(*V. Consultations 208 et 209*).

DIABÈTE

17. Cette dame est bien malade ; elle a le diabète, mais aussi d'autres maladies ; elle a de la fièvre nerveuse, n'a presque plus de sang ; elle a aussi une grande inflammation à la matrice. Nous ferons notre possible pour la sauver. Prendre une bouteille de sirop de raifort iodé, une cuillerée à bouche tous les matins. Dans la journée, tisane avec de la centaurée, fleurs de reine-des-prés, racine de guimauve, racine de grande consoude, et racine de chiendent, cuire pendant trois minutes, en boire pendant quinze jours un litre par jour. Frictionner les jambes et les pieds matin et soir avec du baume tranquille ; prendre six bains de siège, un tous les deux jours, dans lequel on mettra une décoction de racine de guimauve et un peu de fromageon (petite mauve) les sangs reviendront. Voilà tout.

*
* *

18. Pour cette dame il n'y a plus rien de dangereux ; il reste encore un peu d'eau dans la tête et de l'inflammation dans le sang. Tisane : trèfle de ruisseau, fleurs de chardon bénit, centaurée, fumeterre, infusion ; en boire quinze jours le plus possible. Jeter de l'eau bouillante sur de la verveine et fleurs de sureau, mettre en cataplasme sur la douleur six nuits de suite. Piler du cerfeuil et mettre en cataplasme quatre nuits de suite sur les yeux. De jour graisser le côté malade de la tête et les yeux avec de l'huile d'olive pendant huit jours.

ESTOMAC (Maladies d').

19. Pour cet homme, c'est une gastralgie et les intestins sont engorgés, mais il y a guérison. Cuire dans de l'eau des poireaux, des carottes rouges pendant une demi-heure, en boir un bol à jeun pendant huit jours. Tisane : douce-amère ; seconde écorce de sureau, racine de guimauve et racine de chicorée ; cuire deux minutes, en boire quinze jours le plus possible. Prendre deux fois par jour de la soupe au lait et cerfeuil. Prendre de la rhubarbe pour 40 centimes, en mettre une pincée dans la première cuillerée de bouillon à midi.

Je vous prie Monsieur de ne rien envoyer pour le petit garçon ; comme vous je désire coopérer à une bonne œuvre.

20. Pour ce monsieur, c'est une gastralgie ; le foie est entouré de glaires et beaucoup d'échauffure dans la poitrine si l'on ne soignait pas, ça deviendrait dangereux ; mais il y a remède. Prendre quatre cuillerées d'élixir de Paul Gage, deux à jeun deux jours de suite ; les mettre dans un peu d'eau sucrée. Dans ces deux matinées prendre du bouillon de cerfeuil. Troisième jour, tisane avec des cornes de raisin blanc, de la racine de fraise, des bouts d'asperges, des feuilles d'argentine, un peu de chaque sorte ; faire cuire pendant quatre minutes, en boire un litre par jour pendant douze jours. Avàler souvent dans la journée un peu de graine de lin sans être cuite. Beaucoup de bouillon de poireaux, du vin vieux aux repas. Pas trop de marche, voilà tout.

21. Pour cette dame, c'est un commencement de gastralgie et le foie est engorgé de glaires ; çà deviendrait dangereux, mais il y a remède. Prendre quatre cuillerées d'élixir de Paul Gage, deux cuillerées à jeun deux jours de suite ; dans ces deux matinées prendre du bouillon de poireaux. Troisième jour, tisane avec racine de guimauve, racine de grande consoude, racine de chiendent, douce-amère ; cuire quatre minutes, en boire un litre par jour pendant quinze jours ; manger souvent un peu de cresson de fontaine et faire souvent des promenades. Voilà tout ce qu'il faut faire.

22. La jeune fille malade a un commencement de gastralgie et de l'eau qui se porte à côté du cœur, ce qui lui donne des étouffements ; on peut la guérir mais il faut faire exactement ce qui suit :

1° Prendre six pilules antiglaireuses, 2 jours de suite ; toute la matinée boire du bouillon de mou de veau. — 2° Le troisième jour faire une tisane, menthe poivrée, serpolet, fleurs de millepertuis, verveine, infusion ; en boire le plus possible 15 jours, y ajouter du sirop d'écorces d'oranges amères.

Vin ferrugineux aux repas ; prendre souvent les soirs pour se coucher de l'eau de mélisse dans un peu d'eau sucrée.

Ecrire de nouveau après ce traitement s'il y avait encore quelque chose.

23. Vous avez, madame, une gastralgie, le sang est très faible ; avec cela une poche de glaires au bas de la poitrine, cela provient du retour d'âge. Il y a guérison en faisant exactement les remèdes. Il ne faut pas employer de tube. Prendre une bouteille d'eau Hongroise un verre tous les matins à jeun. Dans la journée tisane faite avec seconde écorce de sureau, écorces d'oranges amères, racine de chicorée et verveine, infusion. En boire pendant 15 jours le plus possible, peu à la fois et souvent. Mettre tremper pendant 2 jours une bonne pincée de copeaux de quassia-amara dans un litre de bon vin, en boire un verre à Bordeaux dans la matinée et un l'après-midi. Faire amortir de la verveine fraîche et du sèneçon dans du saindoux et mettre en cataplasme 8 nuits de suite sur la poitrine. Prendre une infusion d'armoise 6 jours de suite pour se coucher.

Beaucoup de promenades, beaucoup de soupes au cerfeuil et poireaux. Manger de la purée de lentilles dans du jus de viande, c'est très bon et préférable à la Revalescière Dubarry. Ne pas manger beaucoup de viande pour le moment.

(*V. n° 253*).

23 *bis*. M^ms X... Institutrice, c'est de l'inflammation qui se porte toujours sur l'estomac ; il n'y a rien d'attaqué ; mais pour se guérir il faut prendre les remèdes : le sirop de raifort iodé est pour débarrasser l'estomac, et le quinquina pour vous fortifier le sang. Avaler souvent un peu de graine de lin. Tisane : trèfle de ruisseau, scolopendre, racine de guimauve et feuilles de mauve, une pincée de chacune de ces plantes ; (un peu plus un peu moins cela ne fait rien), boire de cette tisane 12 jours, le plus possible. Après le repas, une infusion de menthe poivrée dans laquelle vous mettrez un peu de vieux cognac. Repos après le repas. Mettre tremper sauge, serpolet et romarin pendant 3 jours dans un litre de bon vin et laver les jambes plusieurs fois par jour.

FEMMES (Maladies des).

24. 1re. — Pour cette dame, le sang est beaucoup malade ; il est en éruption, cela deviendrait dangereux, mais il y a encore remède (1). Il y a une inflammation terrible dans l'intérieur du corps. Il y a grossesse (2), mais vu la

(1) Cure remarquable s'il en fut.

(2) Très contrariée de se trouver enceinte, elle prétendait ne pas l'être.

maladie du sang, cela ne peut guère réussir. Cela est contagieux, il ne faut pas que le mari fréquente sa femme. Prendre le soir pour se coucher une infusion d'armoise pendant 8 jours. Dans la journée, tisane avec de la centaurée, du trèfle de ruisseau, de la douce-amère, racine de chiendent et bourrache, cuire ensemble 2 minutes, en boire le plus possible pendant 15 jours. Prendre le matin à jeun pendant 10 jours une infusion de fleurs de reine-des-prés sucrée avec de la mélasse.

25. 2°. — Cette personne a une très belle couche à avoir ; la santé est revenue et la grossesse suit son cours dans de très bonnes conditions. Il n'y a plus rien de dangereux, seulement les urines se croupissent un peu dans la vessie. Cette dame est beaucoup nerveuse. Cuire dans de l'eau des poireaux et des navets pendant une demi-heure ; boire un bon bol de ce bouillon le matin à jeun pendant 10 jours. Jeter de l'eau bouillante sur de la graine de lin et de la pariétaire, en boire un litre par jour pendant 15 jours.

Cuire du son dans de l'eau quelques minutes, se laver les intestins pendant quelque temps, plusieurs fois par jour avec cette eau.

26. Cette dame a deux sortes de maladie ; il y a une douleur névralgique causée par la faiblesse du sang ; il y a aussi du sang caillé à la matrice, suite de couches. Cela dégénèrerait en tumeur si on ne soignait pas, mais il y a guérison. Il faut de l'élixir de longue vie pour un franc, en prendre une cuillerée à café tous les jours une demi-heure avant le repas de midi ; dans la journée tisane faite avec de la centaurée, verveine, mélisse, serpolet ; infusion. En boire 15 jours le plus possible ; mettre infuser pendant 2 jours une pincée d'absinthe maritime dans un demi-litre de bon vin blanc ; en boire un verre à Bordeaux dans la matinée et autant l'après-dîner. Frictionner les épaules matin et soir avec du baume tranquille. Manger beaucoup de soupe aux poireaux, soit grasse ou maigre. Dans 10 jours, prendre quelques grands bains, mettre dedans un kilo de sel de mer ; y rester une demi-heure.

27. Cette demoiselle est un peu maniaque parce qu'elle a le sang épais. Elle devrait être heureuse, elle ne l'est pas ; il n'y a rien de dangereux. Piler une boule d'acier de 40 centimes, la mettre dans un litre de bon vin avec un quart de sucre ; prendre un verre à bordeaux de ce vin tous les matins à jeun. Elixir de longue vie pour 1 franc à prendre une cuillerée à café une demi-heure avant le repas de midi. Jeter de l'eau bouillante sur de la mélisse et des fleurs de camomille, en prendre souvent dans la journée pendant 15 jours de suite.

28. Il y a une grande inflammation à la matrice ; la vessie est beaucoup malade ; il y a guérison. Cela provient du retour d'âge ; si on ne soignait pas, cela dégénèrerait en cancer. Infusion d'armoise et verveine 6 jours à jeun, élixir de longue vie pour 1 franc, une cuillerée à café tous les jours une demi-heure avant le repas de midi ; dans la journée tisane faite avec du capillaire, feuilles de ronce, aigremoine, argentine, fleurs reine-des-prés, en boire 12 jours un litre par jour ; cuire de la pariétaire et des poireaux dans de l'eau une demi-heure, en boire un bol de cette boisson, le soir pour se coucher, pendant 12 jours.

29. Cette demoiselle a été bouleversée, puis le mouvement du sang y a contribué ; il y a guérison en faisant exactement les remèdes. Prendre 6 pilules antiglaireuses de Paul Gage, 3 à jeun 2 jours de suite ; ces 2 matinées prendre du bouillon de cerfeuil, le troisième jour, tisane avec du serpolet, hysope, racine valériane, armoise ; en boire 15 jours le plus possible ; mettre infuser pendant 2 jours dans un litre de bon vin une pincée d'absinthe maritime et autant de verveine, en prendre un verre à bordeaux dans la matinée et autant l'après-dîner. Revoir après ce traitement.

30. C'est une inflammation d'intestins provoquée par le retour d'âge et aussi un dépôt de sang dans le bas de la poitrine ; il y a guérison. Prendre une demi-bouteille de sirop antiscorbutique, une cuillerée à jeun tous les jours. Tisane fleurs de reine-des-prés, capillaire, racine de grande consoude et verveine ; infusion : en boire 15 jours le plus possible. Mettre des compresses de vinaigre nuit et jour sur le bas-ventre. Faire amortir des poireaux dans du saindoux et mettre en cataplasmes 6 nuits de suite sur la poitrine.

31. Pour cette dame, depuis 10 jours la maladie est plus dangereuse, mais il y a encore de l'espoir ; ça provient de ses couches ; la poitrine est très fatiguée, il est resté des glaires échauffées au cœur. Tisane fleurs de pêcher, de pas-d'âne, de violettes, capillaire, verveine, une pincée de chacune par litre d'eau à boire pendant 15 jours le plus possible, sucrer avec du sirop de gomme. Le soir pour se coucher une infusion de verveine et reine-des-prés pendant huit jours. Mettre tremper pendant trois jours dans un litre de bon vin, un peu de quassia amara, en prendre un verre à bordeaux dans la matinée et un dans l'après-dîner.

32. Votre sang est beaucoup malade ; cela vient de ce que le sang n'a pas été assez purgé, suite de couches, il y a guérison. Prendre 4 cuillerées à bouche d'élixir de Paul Gage, 2 à jeun deux jours de suite ; ces matinées prendre du bouillon de cerfeuil, le troisième jour, tisane avec armoise, arnica, verveine, mélisse, en boire 15 jours un litre par jour. Faire infuser pendant 2 jours dans un litre de bon vin une pincée d'absinthe maritime et quelques bouts de cannelle, en prendre un verre à bordeaux dans la matinée et autant dans l'après-dîner.

33. Pour cette demoiselle, le sang est resté neutre parce qu'il y a un peu d'échauffement à la matrice, mais il n'y a rien de dangereux, il circulera en faisant ces remèdes : Prendre de l'élixir de longue vie pour un franc, une cuillerée à café une demi-heure avant le repas de midi ; dans la journée, tisane de mélisse, un peu de petite absinthe, de l'armoise, infusion ; en boire 10 jours le plus possible. Prendre 5 bains de siège, cuire dans de l'eau de la racine de guimauve, des feuilles de fromageon, rester assise dans le bain 20 minutes, un tous les jours.

34. Pour cette jeune dame le sang n'a pas été assez purgé dans ses couches ; ça s'est porté au sein, ça lui donne de la fièvre de tête ; mais il ne faut pas qu'elle s'attriste, il y a guérison, seulement les seins sont un peu enflés. Jeter de l'eau bouillante sur du cumin des prés, en boire un demi-bol à jeun pendant 8 jours ; tisane avec racine de chicorée, racine de fraise, racine de chiendent et racine de patience ; cuire pendant 4 minutes, en boire pendant 12 jours le plus possible. Pour les seins, amortir du séneçon et des épinards sauvages, mettre en cataplasmes 4 nuits de suite dessus. Le jour graisser avec de l'huile d'œufs ; poudre de rhubarbe pour 30 centimes, en mettre une pincée dans la première cuillerée de bouillon à midi. Respirer souvent le grand air à perdre haleine. Elle peut donner à teter sans craindre. Voilà tout (*V. 86*).

35. Cette femme n'a pas été assez purgée, et le sang est très faible ; la matrice est malade. Prendre de l'élixir de longue vie pour un franc, une cuillerée à café une demi-heure avant le repas de midi. Tisane : queues de cerises, fleurs de reine-des-prés, fleurs de chèvrefeuille, armoise et quelques feuilles d'hysope, jeter l'eau bouillante sur ces plantes, en boire pendant 15 jours autant que possible. Cuire dans de l'eau des poireaux, des navets pendant une 1/2 heure, en boire un bol à jeun pendant 8 jours. Boire du vin blanc aux repas et dans ce vin mettre tremper un peu de petite absinthe.

36. Pour cette dame elle a un engorgement à la matrice et ça fait remonter un peu le foie ; elle a aussi des petits vers qui lui donnent parfois un peu de fièvre. Prendre une demi-bouteille de sirop de fumeterre, une cuillerée à bouche le matin et une le soir pour se coucher. Tisane de petite absinthe, de la barbotine (tanaisie), cumin des prés, capillaire, une pincée de chaque ; jeter l'eau bouillante dessus, en boire 10 jours un litre par jour. Jeter de l'eau bouillante sur un peu de racine de gentiane jaune, délayer un peu de cette eau dans le vin aux repas.

37. Cette dame a beaucoup d'humeurs dans le sang et des glaires sur la matrice. Ne prendre que les remèdes que j'ordonne ; elle peut travailler en se soignant. Prendre une bouteille de limonade purgative, un verre tous les matins à jeun. Dans la journée tisane avec feuilles de ronce, verveine, fleurs de chardon bénit, pensée sauvage, une pincée de chaque pour un litre d'eau et le boire tous les jours pendant 8 jours. Le soir pour se coucher boire un bol de bouillon de poireaux et pointes d'asperges pendant 8 jours. Tremper quelques racines de gentiane dans du bon vin et en boire aux repas.

38. Pour cette maladie, c'est le sang qui est très malade ; il y a aussi une grande échauffure à la matrice ; il n'y a pas de tumeur. Prendre 4 cuillerées d'élixir de Paul Gage, 2 à jeun 2 jours de suite et dans ces deux matinées boire du bouillon de cerfeuil. Le troisième jour tisane avec centaurée, armoise, fleurs de camomille et pensées sauvages ; en boire 12 jours un litre par jour. Cuire dans de l'eau des poireaux et navets une demi-heure ; en boire un bon bol le soir pour se coucher, pendant 8 jours.
(*Voir C. 226 à 237*).

38 *bis*. Pour cette dame c'est de l'échauffure qu'elle a dans l'intérieur du corps ; ça provient de sa position ; il n'y a rien de dangereux, elle aura une très belle couche, il ne faut pas qu'elle se tourmente. Faire souvent des petites promenades, ne pas beaucoup travailler, ça lui tire l'estomac. Jeter de l'eau bouillante sur du cumin des prés, un peu de séné, de la pensée sauvage ; boire de cette tisane de temps en temps, pas trop souvent, pour donner les selles libres ; mettre tremper dans de l'eau un peu de racine de gentiane jaune et mêler de cette eau avec le vin. Beaucoup de bouillon aux herbes, y mettre de l'extrait de Liébig. Voilà tout.

FIÈVRE

Pour un marin en congé de convalescence. 25 février 1888.

39. La maladie de ce jeune homme est dangereuse, mais il y a encore de l'espoir ; il a le sang beaucoup malade et la fièvre dans la moelle des os, il a aussi du sang pourri sur la poitrine. Prendre 6 cuillerées d'élixir anti-glaireux de Paul Gage, 2 à jeun 3 jours de suite et dans ces matinées des infusions de tilleul. Quatrième jour tisane avec verveine, centaurée, fleurs de mille-feuille et bourrache ; jeter de l'eau bouillante sur ces plantes, en boire le plus possible pendant 15 jours ; beaucoup de bouillon de poireaux et de cerfeuil, y mettre un peu d'extrait de Liebig pour économiser la viande. Boire beaucoup de lait.

Il faudra le revoir, mais toujours gratuitement.

18 mars. — Il y a une grande amélioration, on le sauvera. Tisane avec de la seconde écorce de chêne, racine de grande consoude, scolopendre, centaurée, fleurs de mille-feuille, écorce d'orange amère ; cuire pendant 2 minutes, en boire un litre par jour pendant 12 jours ; prendre pendant 5 jours à jeun une infusion de verveine avec des bourgeons de sapin. Manger beaucoup de salade de pissenlits, y mettre beaucoup d'ail. Prendre très souvent le grand air. Voilà tout.

25 avril. — *Beaucoup merci des bonnes nouvelles que*

*vous me donnez du pauvre marin, car je suis contente
quand je peux faire du bien.*
   (Voir C. 238.239.240.241.)

40. Cette jeune personne souffre de la fièvre et lespetits
vers la tourmentent. Tisane : armoise, petite absinthe,
millepertuis, racine de valériane, racine de chicorée. Cuire
2 ou 3 minutes et laisser reposer ; en boire chaque jour au
moins 3/4 de litre, pendant 15 jours. Faire tremper dans
du bon vin, pendant 3 jours, une pincée d'absinthe maritime, et en boire un verre à bordeaux dans la matinée
(10 heures) et l'après-midi (4 heures). Plusieurs fois par
jour se lotionner le corps avec de l'eau fraîche. Nourriture : œufs, panades, soupe aux poireaux, bon vin, peu de
viande, de la salade avec de l'ail à force, contre les vers.
Je pense qu'elle sera bientôt rétablie.

FOIE (Maladies du).

41. Cette maladie est dangereuse, le foie est très mou et
une poche de glaires existe dans le bas de la poitrine. Il y
a encore de l'espoir, mais il faut faire les remèdes bien
exacts. Prendre quatre cuillerées d'élixir tonique anti-glaireux de Paul Gage, deux cuillerées à bouche deux jours de
suite, à jeun (dans un peu d'eau sucrée) ; de temps en
temps pendant ces deux matinées, prendre beaucoup de
bouillon fait avec du cerfeuil. Le troisième jour tisane avec
fleurs de reine-des-prés, fleurs de houblon, pariétaire, un
peu de roulette de raifort. Jeter l'eau bien bouillante sur ces
plantes et en boire un litre par jour pendant quinze jours.
Manger beaucoup de navets et de carottes. Frictionner les
jambes le soir avec de l'eau-de-vie camphrée.

42. Pour cet homme il y a une grande amélioration, ses
gonflements ce n'est rien. Quand il se trouve un peu cons-
tipé, qu'il prenne à jeun deux pilules de Paul Gage et dans
cette matinée boire du bouillon de cerfeuil. Tisane : racine
de fraisier, racine de persil, racine de chiendent, de la seconde
écorce de sureau, de la pariétaire et de la bourrache; cuire
ensemble deux minutes, en boire un litre par jour pendant
quinze jours. Comme nourriture, beaucoup de soupe aux
poireaux et carottes. Frictionner les jambes matin et soir

avec de l'huile camphrée. Prendre souvent le soir pour se coucher une infusion de fleurs de reine-des-prés. C'est tout ce qu'il faut faire.

43 (26 mai 1887). Votre pauvre bûcheron est bien malade et je doute que nous puissions le sauver. Cela provient d'un chaud et froid trop longtemps négligé. Aujourd'hui le foie est malade, le sang se décompose, le grand boyau qui se termine à l'anus est rempli de boutons.

Voici ce que je puis conseiller pour le soulager. Jeter l'eau bouillante sur des fleurs de houblon et des feuilles de chicorée, laisser infuser un quart d'heure, et en boire un grand bol le matin à jeun, pendant 8 jours. Tisane dans la journée : racine de patience, racine de chicorée, fleurs de reine-des-prés, fleurs de mille-feuille et pariétaire. Jeter une pincée de chacune de ces plantes dans un litre d'eau bouillante, laisser 2 ou 3 minutes et infuser une demi-heure. Boire chaque jour un litre de cette tisane pendant 15 jours indépendamment de l'infusion amère du matin.

Cuire du chèvre-feuille dans un peu d'eau et en appliquer des compresses sur les pieds qui se gonflent.

44 (15 juillet). Le malade a le foie engorgé, des glaires qui empêchent la nourriture, le sang très faible ; il y a espoir de guérison. Prendre 4 cuillerées d'élixir de Paul Gage, 2 à jeun 2 jours de suite et dans ces matinées boire une infusion de bourrache.

Tisane : centaurée, fleurs de chardon bénit, petite absinthe, barbotine (tanaisie) ; jeter l'eau bouillante sur ces plantes, en boire 12 jours un litre par jour.

Jeter de l'eau bouillante sur un peu de racine de gentiane jaune et un peu de cannelle ; délayer un peu de cette eau dans le vin au repas. Faire de bonnes promenades.

44 *bis* (9 janvier 1888). Ce Monsieur a été mieux qu'il est ; il a un grand échauffement sur la poitrine. Il faut qu'il boive beaucoup de lait, beaucoup de bouillon de poireaux dans lequel on mettra de l'extrait de viande de Liebig, un peu de vin vieux aux repas, mettre dedans un peu d'eau de soulemaltés ; tisane faite avec du capillaire, du trèfle de ruisseau, un peu de cannelle en poudre ; jeter de l'eau bouillante sur ces plantes, en boire pendant quinze jours.

45. Ce jeune homme s'est forcé, et il a eu chaud et froid ; la maladie est grave, mais j'y vois remède. Il a une inflammation du foie, le tube digestif est bouché, mais il y a espoir encore. Prendre 6 cuillerées d'élixir Paul Gage, 2 à jeun 3 jours de suite et boire du bouillon de poireaux et de cerfeuil. Le 4° jour, tisane verveine, arnica, aigremoine, petit chêne et un peu de tilleul ; infusion ; boire un litre par jour pendant 15 jours.

Marcher beaucoup pour donner de la transpiration.

Jeter eau bouillante sur racine gentiane jaune, et mêler l'eau avec bon vin aux repas.

45 *bis*. Chez cette demoiselle, les boyaux se gonflent beaucoup sous les côtes ; il y a engorgement du foie ; c'est ce qui amène souvent une hernie étranglée. Il y a guérison.

Faire cuire dans de l'eau pendant une 1/2 heure des fleurs de houblon et des feuilles de chicorée, en prendre une tasse à jeun pendant 8 jours. Tisane : petite absinthe, aigremoine, bourgeons de sapin et seconde écorce de sureau ; cuire 2 minutes, en boire 12 jours un litre par jour. Mettre beaucoup de poireaux dans le pot-au-feu.

45 *ter*. Le n° 1 a beaucoup de glaires dans l'intérieur, il y a un peu d'échauffement sur le foie, mais il y a guérison. Jeter de l'eau bouillante sur du séné, en boire un bol à jeun pendant deux jours ; dans la journée tisane fumeterre, aigremoine, bourrache, un peu de mélisse, infusion ; en boire un litre par jour pendant 12 jours.

Amortir des poireaux dans du saindoux et mettre en cataplasmes 6 nuits sur le ventre. Voilà tout ce qu'il faut faire.

46. Pour cet homme, il a un côté du foie qui est beaucoup malade, et cela bouche le milieu de la poitrine ; la maladie est dangereuse, mais il y a encore de l'espoir. Il ne lui faut rien d'échauffant, et surtout qu'il ne prenne pas de pilules suisses, car elles lui sont très nuisibles. Prendre une bouteille d'eau Hongroise, un verre à jeun tous les 2 jours. Dans la journée, tisane de douce-amère, racine de chicorée, racine de guimauve, racine de patience et du bois de réglisse ; cuire ensemble 2 minutes, en boire autant que possible pendant quinze jours. Cuire dans de l'eau des carottes rouges, des poireaux, pendant une demi-heure, en boire un bol le soir pour se coucher, pendant huit jours. Manger beaucoup de soupe au lait et cerfeuil. Graisser le ventre le soir pour se coucher, avec de l'huile de lin, et couvrir le ventre d'une feuille de ouate.

47. Le malade dont vous m'entretenez souffre d'une maladie de foie bien caractérisée, et d'une poche de glaires qui s'est formée sur la poitrine. Sa situation est fort dangereuse ; je crois cependant pouvoir encore le sauver, s'il suit exactement le traitement ci-après :

Avant tout, s'abstenir de tout autre remède, y compris son régime lacté qui ne lui convient point.

De deux jours l'un, il prendra le matin à jeun un verre d'eau Hongroise, dans lequel on aura fait dissoudre un grain d'émétique. Il ira ainsi jusqu'à la fin de sa bouteille. Tisane dans la journée : Fumeterre, pensée sauvage, menthe poivrée, serpolet ; infuser un quart d'heure, passer et sucrer avec du sirop de capillaire ; boire chaque jour un litre de cette tisane pendant 15 jours, prendre le soir en se couchant, un grand bol de bouillon de poireaux et de carottes, qui auront cuit dans l'eau pendant une demi-heure.

Pas de lait, mais du bon vin mélangé avec de la limonade, aux repas, soupes aux poireaux, au cerfeuil, etc., peu ou pas de viande. Il faudra nécessairement revoir d'ici à 15 jours, le résultat de ce traitement.

48. Cette maladie est très dangereuse : engorgement du foie, grande inflammation du grand boyau ; il y a encore un peu d'espoir, en faisant exactement : prendre une demi-bouteille de sirop de fumeterre, une cuillerée à bouche à jeun chaque matin. Tisane : pensée sauvage, bourrache, pariétaire, racine de guimauve, cuire ensemble 2 minutes, prendre un litre par jour, pendant 12 jours.

Amortir des poireaux dans du saindoux et mettre en cataplasmes sur le ventre 6 nuits de suite. Manger beaucoup de soupe aux poireaux et aux herbes. Après ce traitement, 6 bains de siège, un par jour, avec feuilles de fromageon (petite mauve) et savon de Marseille. Revoir après.

49. C'est une éruption de sang qui se porte dans le ventre et fait gonfler le foie ; on peut la guérir. Faire les remèdes exacts. Prendre une demi-bouteille de sirop de fumeterre, une cuillerée à bouche tous les matins à jeun. Tisane : racine de patience, racine de chicorée, douce-amère, pensée sauvage, seconde écorce de sureau, un peu de chaque, faire bouillir 3 minutes, en boire un litre par jour pendant 15 jours. Graisser le ventre matin et soir avec de l'huile d'œufs. Manger beaucoup de cresson de fontaine, de la salade de pissenlits, soupe aux poireaux.

50. Pour ce Monsieur, la maladie est très dangereuse ; mais il y a encore un peu d'espoir ; le sang est très malade et beaucoup de glaires sur le foie. Prendre de l'élixir de longue vie pour un franc cinquante, une cuillerée à café une demi-heure avant le repas de midi. Dans la journée tisane avec centaurée, fleurs de mille-feuille, trèfle de ruisseau, arnica ; jeter de l'eau bouillante sur ces plantes, une pincée de chacune, en boire 10 jours le plus possible ; ajuter du citron dans de l'eau, mêler de cette eau dans son vin aux repas ; manger beaucoup de salade de chicorée avec du cresson. Voilà tout.

51. Monsieur a une grande inflammation au foie et dans la poitrine, c'est ce qui occasionne tous ses malaises ; le sang est mélangé d'humeur. La maladie deviendrait dangereuse, mais il y a guérison. Prendre 6 pilules antiglaireuses de Paul Gage, 3 à jeun deux jours de suite et dans ces deux matinées boire du bouillon de poireaux. Le troisième jour, tisane racine de patience, racine de bardane, racine de saponaire, racine de salsepareille, cuire ces plantes 5 minutes, en boire 15 jours le plus possible. (Cette tisane fera sortir des boutons, il ne faudra pas s'en affecter).

Dans 8 jours graisser les boutons avec du beurre frais mélangé d'un peu de fleur de soufre. Se gargariser la bouche avec du sirop de mûres. Cela provient de l'inflammation qui se porte dans l'intérieur du corps.

52. Pour ce malade, le foie est enveloppé de glaires et cela descend jusqu'aux intestins ; le sang est faible, les nerfs fatigués ; la maladie deviendrait dangereuse, mais il y a guérison.

Prendre 4 cuillerées d'élixir de Paul Gage, 2 cuillerées à bouche à jeun 2 jours de suite, et dans ces deux matinées boire du bouillon de cerfeuil. Le 3° jour tisane de verveine, trèfle de ruisseau, bourrache, centaurée, arnica, infusion, en boire 12 jours un litre par jour. Boire du bon vin aux repas, mélangé d'eau de citron. Manger des soupes à l'oseille, au cerfeuil, manger des navets fricassés.

53. Pour cette maladie, le sang est beaucoup malade et une colle noirâtre enveloppe le foie, c'est ce qui lui fatigue la vue ; cette maladie est grave, mais il y a remède. Prendre 4 cuillerées d'élixir de Paul Gage, 2 à jeun 2 jours de suite, les mettre dans un peu d'eau sucrée ; dans ces deux matinées prendre du bouillon de cerfeuil. 3ᵉ jour tisane avec des bourgeons de sapin, seconde écorce de saule, douce-amère, écorce d'oranges amères, une pincée de chaque, cuire pendant 4 minutes, en boire un litre par jour pendant 10 jours. Pour les yeux piler du cerfeuil, du persil, mettre en cataplasmes sur les yeux pendant 4 nuits de suite, se laver les yeux avec de l'eau de fleurs de bluets pendant 15 jours. Voilà tout.

    (*V. 242. 243. 244*).

GAZ INTESTINAUX

54. Ce Monsieur a beaucoup de gaz dans l'intérieur du corps et ça lui donne du gonflement ; il est bien malade, mais il y a guérison. Cuire dans de l'eau racine de persil et racine d'iris pendant 4 minutes, en boire un bol le matin à jeun pendant 8 jours ; dans la journée tisane avec fleurs de reine-des-prés, pariétaire, racine de chiendent, verveine. un peu de chacune ; cuire pendant 2 minutes, en boire un litre par jour pendant 12 jours ; beaucoup de bouillon de poireaux, du vin vieux aux repas. Frictionner les reins avec de l'eau sédative pendant 5 minutes matin et soir.

55. C'est le grand boyau qui est rempli de gaz, ça forme comme une hernie étranglée ; il n'y a rien de dangereux. Mettre pendant 8 nuits des cataplasmes de farine de lin sur le ventre. Prendre de la rhubarbe pour 40 centimes, une pincée dans la première cuillerée de bouillon à midi. Tisane : menthe poivrée, absinthe maritime, fleurs d'oranger et feuilles de guimauve, infusion, en boire 15 jours un litre par jour ; et pour se coucher une petite infusion de pavots. Il n'y a pas de vers. Voilà tout.

56. Ce jeune homme a les boyaux un peu gonflés par des gaz, mais il n'y a rien de dangereux. Prendre de l'élixir de longue vie pour 1 franc, une cuillerée à café une demiheure avant le repas de midi, tisane : mélisse, fleur de camomille, serpolet, arnica, une pincée de chaque plante pour un litre d'eau ; en boire un litre par jour pendant dix jours. Avaler souvent de la graine de lin. Se graisser la poitrine matin et soir avec de l'huile de camomille.

GLAIRES

57. Ce n'est pas précisément de la dyspepsie dont souffre cette jeune fille ; ce sont des glaires qui se portent au foie et qui entravent la digestion ; elle éprouve des étouffements au cœur et le sang est toujours un peu faible. Pendant huit jours, le matin à jeun prendre une pilule antiglaireuse de Paul Gage et du bouillon de navets dans la matinée. Tisane pour la journée pendant 15 jours : armoise, verveine, centaurée (il y a toujours un peu de fièvre nerveuse). Cette tisane est préférable au houblon qui refroidit un peu le sang. Manger de la salade de cresson. L'eau de Vals est très bonne, mais ne pas en abuser ; un demi-verre à chaque repas suffira. Pas d'eau d'Orezza. Pour les plaques de boutons dans le dos, quelques lotions avec de la teinture d'arnica les feront disparaître. Le régime suivi est convenable.

58. Pour cette jeune personne, la maladie est très dangereuse, mais il y a encore de l'espoir ; il n'y a pas de tumeur dans les intestins, c'est un échauffement, des glaires en abondance sur le foie. Lui faire prendre un demi-verre d'eau hongroise à jeun tous les deux jours ; le jour où elle ne prendrait pas de cette eau, cuire dans de l'eau des poireaux et des navets une demi-heure, en prendre un bol à jeun tous les jours ; tisane : racine de guimauve, de la seconde écorce de sureau, un peu de séné, de la pensée sauvage ; jeter l'eau bien bouillante sur ces plantes, sucrer cette tisane avec du sirop d'écorces d'oranges amères, en boire pendant 15 jours le plus possible ; de temps en temps prendre un lavement, cuire dans l'eau des feuilles de fromageon (petite mauve) ; dans le bouillon de bœuf, mettre du jarret de veau et des poireaux.

59. Pour ce malade, la maladie est très dangereuse et il y a guérison ; ce sont des glaires recuites qui se portent dans le sang et sur les nerfs ; il y a un embarras d'échauffure dans la poitrine. Prendre 6 cuillerées d'élixir de Paul Gage, 2 à jeun 3 jours de suite et dans ces trois matinées boire du bouillon de cerfeuil, le quatrième jour tisane de fumeterre, racine de fraise, racine de chicorée, racine de bardane, trèfle de ruisseau ; cuire 2 minutes, en boire 12 jours un litre par jour. Manger souvent du cresson de fontaine. Dans 12 jours prendre quelques grands bains dans de l'eau où vous aurez mis 1 kilogramme de sel de mer, rester dedans une demi-heure.

60. Cette jeune personne a une poche de glaires qui se tient au bas de la poitrine, mais il n'y a rien de dangereux. Il faut prendre 6 cuillerées d'élixir de Paul Gage, 2 à jeun 3 jours de suite et dans la matinée de ces trois jours du bouillon de cerfeuil. Le quatrième jour tisane de pensée sauvage, fumeterre, un peu de mélisse, en boire un litre par jour pendant 10 jours. Mettre tremper pendant 3 jours dans un litre de bon vin une bonne pincée d'absinthe maritime, en prendre un verre à liqueur une demi-heure avant le repas de midi.

61. Pour cette demoiselle son sang est beaucoup malade, et il y a une poche de glaires sous le cœur; il y a guérison, rien d'attaqué. Prendre 4 cuillerées d'élixir de Paul Gage, 2 cuillerées à jeun 2 jours de suite, dans un peu d'eau sucrée, dans ces 2 matinées prendre du bouillon de poireaux. Troisième jour, tisane avec mélisse, armoise, verveine, jeter l'eau bouillante sur ces plantes, un peu de chacune; en boire pendant 12 jours le plus possible. Tourner la boule d'acier dans le vin aux repas. Voilà tout.

62. Pour cette dame, c'est une abondance de glaires qui se porte autour du foie et au cœur; cela pourrait devenir hydropisie, mais il y a remède. Prendre 9 pilules de Paul Gage, 3 à jeun 3 jours de suite; pendant ces 3 matinées prendre du bouillon de cerfeuil.

Le quatrième jour, tisane fleur de tilleul, fleur de camomille, mélisse, capillaire, fleur de roses de Provins, bourrache, infusion, en boire 15 jours autant que possible. Jeter de l'eau bouillante sur quelques bouts de racine de gentiane jaune, mélanger de cette eau avec du bon vin aux repas. Que cette dame mange souvent de la soupe aux herbes, de la salade de cresson, des asperges.

63. Madame vous avez le sang très faible et ça vous donne de la fièvre nerveuse. Vous avez une poche de glaires dans le bas de la poitrine; cela ne vous ferait pas mourir mais çà vous fait souffrir; il y a guérison. Les remèdes forts vous sont très nuisibles, le café aussi; le bon vin vous est bon; buvez beaucoup de lait, faites de bonne promenades. Prenez 6 pilules de Paul Gage, 2 à jeun trois jours de suite et dans ces matinées une infusion de tilleul. Quatrième jour tisane avec douce-amère, centaurée, écorce d'orange amère, racine de chicorée et verveine, cuire 3 minutes, en boire un litre par jour pendant 15 jours.

64. — Pour cette dame le sang est beau mais il est faible, des glaires à la matrice et dans la poitrine ; il n'y a rien d'attaqué ni rien de dangereux. Prendre une bouteille de sirop de raifort iodé, une cuillerée à bouche à jeun. Tisane pensées sauvages, fumeterre, douce-amère, feuilles de ronces, lierre terrestre, une pincée de chacune par litre, en boire 10 jours, tiède. Manger de la salade de cresson. Mettre tremper un peu de Colombo dans un litre de vin vieux, en prendre un verre à bordeaux dans la matinée et un dans l'après-dîner.

65. Pour cette dame, le sang est beaucoup mélangé d'eau, il y a aussi une abondance de glaires dans l'intérieur, il y a guérison. Il n'y a ni tumeur ni cancer. Prendre 6 pilules de Paul Gage, 3 à jeun 2 jours de suite et pendant ces deux matinées boire souvent du bouillon de poireaux. Le troisième jour tisane douce-amère, racine de chiendent, racine de fraisier, seconde écorce de saule, cuire 3 minutes, sucrer avec du sirop d'écorces d'oranges amères, en boire un litre par jour pendant 12 jours. Prendre beaucoup de bouillon de poireaux et y ajouter de l'extrait de Liebig. Voilà tout ce qu'il faut faire.

66. Ce petit garçon a un peu de fièvre de croissance et un peu de glaires échauffées dans les bronches, ce qui lui empêche l'appétit ; il n'y a rien de dangereux ni rien d'attaqué. Il ne faut pas qu'il sorte par le froid. Tisane feuilles de ronces, fleurs de bouillon blanc, aigremoine ; sucrer avec du sirop de gomme, en boire 12 jours, peu à la fois et souvent, toujours tiède. Lui faire prendre beaucoup de bouillon de navets ; il ne faut pas le forcer à la nourriture. Lui mettre un cataplasme de farine de lin sur la poitrine 6 nuits de suite. Infusion de fleurs de millefeuille et du trèfle d'eau, en boire le soir pendant 8 jours. Les crachements ne sont pas mauvais.

67. Ce jeune homme a eu chaud et froid ; la maladie est très dangereuse, il pourrait devenir estropié ; les articulations sont garnies de glaires et ça lui donne de la fièvre nerveuse, mais il y a remède. Faire prendre 4 cuillerées d'élixir de Paul Gage, 2 à jeun, 2 jours de suite ; dans ces deux matinées prendre du bouillon de poireaux ; 3° jour, tisane avec de la centaurée, fleurs de millefeuille, arnica, fumeterre, infusion : en boire un litre par jour pendant 15 jours ; lui faire prendre une bonne transpiration avec du tilleul, frictionner matin et soir avec de l'huile d'amandes douces, manger souvent un peu de cresson de fontaine. Voilà tout ce qu'il faut faire.

68. Pour cette maladie, c'est une inflammation de glaires qui se porte dans la poitrine, cela pourrait se tourner en catarrhe, mais il y a guérison. Faire cuire du mou de veau, des navets, des carottes, dans de l'eau pendant une heure, saler avec du sel de mer, en prendre une tasse le matin pendant 10 jours, y mettre aussi du chou rouge. Tisane hysope, serpolet, véronique, scolopendre, infusion, sucrée de sirop pectoral, en boire 15 jours le plus possible, toujours tiède. Sucer souvent des tablettes d'escargots ; prendre une cuillerée à bouche de looch blanc, le soir pour se coucher, pendant 8 jours.

69. Si on ne prenait pas de précautions pour cet enfant il serait estropié ; on peut le guérir ; cela ne vient pas de naissance, mais de glaires dans l'articulation. Piler de la verveine fraîche, lui en mettre en cataplasme 8 nuits de suite sur la hanche ; de jour, frictionner la hanche avec de la teinture d'arnica ; dans 8 jours lui faire prendre des bains jusqu'à la ceinture, y mettre un kilogramme de sel de mer, en prendre 6, un tous les jours, rester dedans une demi-heure. Une demi-bouteille de sirop de raifort iodé, une cuillerée à bouche tous les matins à jeun. Revoir après ce traitement.

Madame, l'enfant que vous portez viendra au monde bien portant, vous aurez une très belle couche, 8 jours après la naissance de cet enfant, lui donner 20 grammes de sirop de chicorée, une cuillerée à café tous les matins à jeun.

(*V. 245, 246, 247, 248, 249*).

GRIPPE

70. Pour cette jeune fille, elle n'a rien à craindre de la poitrine, les poumons sont bons, seulement il y a un échauffement dans les bronches ; c'est une maladie qui règne un peu partout. Prendre de la tisane avec des feuilles de ronce, de l'aigremoine, un peu de verveine ; jeter de l'eau bouillante sur ces plantes, sucrer cette tisane avec du sirop pectoral anglais, en boire pendant 15 jours le plus possible, toujours tiède ; manger du cresson de fontaine ; frictionner le front souvent avec du vinaigre mélangé d'eau.

71. Ce malade a été affaibli par l'influenza, le sang s'est porté à la tête et cela a occasionné de la fièvre nerveuse ; ce ne sera rien en prenant des précautions. Boire une infusion de tilleul le soir pour se coucher, bien chaude, ajouter dedans du rhum. Tisane : centaurée, arnica, feuilles de ronces, aigremoine, une pincée de chaque plante par litre, infusion, sucrer avec du sirop de gomme, en boire 8 jours tiède, et ne pas sortir à l'air. Sucer des oranges. Jeter un litre d'eau bouillante sur 20 grammes de jusquiame et quelques roulettes de racine de gentiane jaune ; délayer un peu de cette eau dans du vin vieux aux repas. Prendre des bouillons légers, tels que bouillon de poule avec du bœuf.

72. Pour cet enfant il n'y a rien de dangereux ; il est un peu grippé et a un peu d'échauffure dans les intestins ; il ne faut pas qu'il aille beaucoup à l'air. Prendre une demi-bouteille de sirop anti-scorbutique, une cuillerée à bouche tous les matins ; dans la journée, tisane avec fleurs de violette, fleurs de bourrache, pensée sauvage, fumeterre, infusion, sucrer avec du miel, en boire 15 jours le plus possible, toujours tiède, beaucoup de bouillon de navets et de poireaux. Voilà tout.

HUMEURS

73. La maladie de cet enfant est très dangereuse ; c'est le sang qui est trop mélangé d'humeurs ; il faut lui donner 20 grammes de sirop de chicorée, une cuillerée à café à jeun. Dans la journée tisane avec de la racine de fraise, racine de guimauve, de la douce-amère, un petit bout de tête de pavot blanc ; cuire cela ensemble 2 minutes, lui en faire boire le plus possible pendant 15 jours. Frictionner les membres matin et soir avec de l'eau-de-vie camphrée. Voilà tout.

74. Ce Monsieur a le sang mélangé d'humeur, cela est dangereux ; les plaies sont au vif, mais en purgeant beaucoup le sang on peut guérir. Tisane avec de la bourrache, fumeterre et pensée sauvage ; jeter l'eau bouillante sur ces plantes, en boire 15 jours un litre par jour. Jeter de l'eau bouillante sur de la fleur de houblon, en boire un bol tous les matins pendant 6 jours. Cuire dans un peu d'eau des feuilles de noyer, verveine, racine de grande consoude et feuilles de fromageon (petite mauve), laver souvent les plaies dans la journée avec cette eau, en mettre des compresses. Pour la nuit, prendre ces plantes, les mettre en cataplasmes sur les plaies 8 nuits de suite. Dans 10 jours graisser les plaies avec de la teinture d'arnica. Quand le malade voudra marcher, mettre de la fécule sur les plaies (revoir).

75. Pour cette jeune fille, c'est le sang qui est en abondance d'humeur ; si on ne soignait pas ça pourrait lui amener des congestions au cerveau. Prendre 4 cuillerées d'élixir de Paul Gage 2 à jeun 2 jours de suite; dans ces deux matinées prendre du bouillon de poireaux. Troisième jour, tisane avec fleurs de houblon, feuilles de ronce, verveine, trèfle de ruisseau, infusion, en boire un litre par jour pendant 15 jours ; manger souvent du cresson de fontaine, mâcher souvent de l'oseille de jardin et la cracher. Souvent des frictions avec du vinaigre. Voilà tout.

75 *bis*. Pour cette jeune personne, le sang est très faible, mais il est meilleur ; il y a toujours beaucoup d'échauffure dans la poitrine, mais il n'y a rien d'attaqué ; elle se guérira. Tisane avec racine de guimauve, racine d'asperge, racine de fraisier, racine de chiendent, un peu de chacune, cuire pendant 4 minutes, sucrer cette boisson avec du sirop d'écorces d'oranges amères, en boire 15 jours le plus possible. Frictionner le dos, la poitrine et les genoux avec du vin aromatique matin et soir, pendant 12 jours ; donner beaucoup de distraction ; n'importe quelle nourriture.

76. Pour ce Monsieur la maladie est très dangereuse, tout l'intérieur est rempli d'eau ; si l'eau venait à se porter au cœur, ce serait grave, mais on peut améliorer sa position. Prendre une bouteille d'eau Hongroise, un verre à jeun tous les 2 jours, user la bouteille. Tisane racine d'asperge, racine de fraise, racine de chiendent, de la seconde écorce de sureau, cuire 4 minutes un peu de chacune, en boire 15 jours un litre par jour. Jeter de l'eau bouillante sur un peu de fleurs de reine-des-prés, en prendre une tasse le soir pendant 10 jours. Prendre beaucoup de bouilllon de poireaux et de cerfeuil, boire du bon vin vieux ; frictionner les jambes et les pieds matin et soir avec de l'eau sédative étendue d'un peu d'eau.

(V. 227 *bis*, 252).

INFLAMMATION

77. 25 décembre 1887. — Ce Monsieur a une poche de sang pourri dans la poitrine et le grand boyau est très rouge par une grande inflammation de petits boutons. La maladie est très mauvaise, mais il y a remède. Prendre 4 cuillerées d'élixir antiglaireux de Paul Gage, 2 à jeun 2 jours de suite et dans ces 2 matinées boire du bouillon de poireaux et de navets ; 3ᵉ jour, tisane avec de la verveine, des feuilles d'argentine, pariétaire et bourrache ; jeter l'eau bouillante sur ces plantes, en boire un litre par jour pendant 15 jours. Prendre de l'huile d'œillette, huile d'olive, huile de mille-pertuis, huile de ricin parties égales, mettre dedans un peu de fleur de soufre, se graisser avec, plusieurs fois dans la journée.

78. 16 janvier 1888. — Pour le menuisier, il y a une grande amélioration, il n'a plus rien de dangereux. Il y a des petits vers araignées qui se portent à l'anus. Il faut piler des ails, les mettre tremper pendant 4 heures dans du lait, imbiber du coton dans ce lait et en introdruire dans l'anus pour la nuit.

Dans la journée tisane avec de l'armoise, fleurs de pêcher et fleurs de millepertuis ; jeter de l'eau bouillante sur ces plantes, en boire un litre par jour pendant 12 jours. Se frictionner souvent la poitrine avec de l'eau sédative. Manger souvent du cresson.

79. 9 février 1888. — Ce Monsieur n'a plus rien de dangereux, mais il faut encore un peu de tisane avec de la racine de chicorée, racine de guimauve et douce-amère ;

cuire ensemble pendant 4 minutes, en boire un litre par jour pendant 15 jours. Prendre 4 cuillerées d'huile d'œillette, une cuillerée d'huile d'œufs, une cuillerée à café de teinture d'arnica et une pincée de fleur de soufre. Mélanger tout cela et se graisser, matin et soir, l'anus avec cette pommade. Dans la journée mettre plusieurs fois de la fécule de pomme de terre. Voilà tout.

80. La maladie de ce Monsieur est très dangereuse, car il a une grande inflammation sur la poitrine et beaucoup d'eau dans le sang. Lui faire prendre de l'élixir de longue vie pour 1 fr. 50, une cuillerée à bouche une demi-heure avant le repas de midi.

Dans la journée tisane avec de la verveine, fleurs de millefeuille, bourgeons de sapin et fleurs de reine-des-prés ; cuire ensemble 2 minutes, en boire un litre par jour pendant 12 jours. Boire le matin à jeun pendant 8 jours du bouillon de poireaux. Frictionner matin et soir les pieds et les jambes avec de l'eau sédative.

81. Pour ce nourrisson, sa vie est très en danger mais on peut encore le sauver ; il a beaucoup d'humeur dans le sang et il y a de l'inflammation dans les intestins. Le lait de la nourrice est trop fort. Pour celle-ci jeter de l'eau bouillante sur du cumin des prés et de la pensée sauvage, boire de cette tisane pendant un mois. Donner le sein au bébé de temps en temps. Jeter de l'eau bouillante sur du son de blé bien frais ; mettre un tiers de cette eau dans deux tiers de lait et donner dans la journée de cette boisson dans un biberon ; le promener beaucoup. Il ne faut plus donner à téter à la petite de onze mois, ce qui échauffe le lait ; lui faire boire dans un verre, du lait pur sortant du pis de la vache.

Pour la nourrice cette tisane lui fera beaucoup de bien ainsi que les choses suivantes : faire cuire des lentilles dans de l'eau, les écraser et ajouter du jus de viande, manger des soupes aux herbes, voilà tout.

(*Trois consultations pour une demandée*).

82. 28 mars 1886. — Suivant moi et mes faibles lumières, cette jeune fille n'a vraiment pas besoin des médicaments compliqués que son docteur lui inflige, je suis partisan des remèdes simples et naturels. Je ne trouve en elle qu'un grand échauffement dans le ventre, échauffement que

produit parfois le croisement du grand boyau, et aussi des
gaz qui l'incommodent. Mais elle n'est nullement anémique,
et la constipation disparaîtra bientôt par l'emploi des remèdes tout simples que voici : une bouteille d'eau hongroise,
un verre à jeun tous les deux jours. Dans la journée, tisane
de pensée sauvage, séné, fumeterre (15 jours). Elle pourra
bien éprouver encore quelques coliques, mais cela ne durera
pas. Pas de camomille, sauvage ou cultivée, pas de dragées
de Frémont, pas même de jus de cresson, c'est trop fort
pour la jeune fille. Mais manger en salade du cresson et des
pissenlits, beaucoup de soupe aux poireaux, au cerfeuil, pas
beaucoup de viande. Remplacer l'eau de Vichy par de la
limonade dans du bon vin aux repas. Pour la douleur de
ventre du côté droit, appliquer pendant 6 nuits de suite, un
cataplasme de farine de lin, fait avec une décoction de racine
de guimauve. J'espère que dans 15 jours, on obtiendra le
résultat désiré.

83. 18 avril 1886. — Mademoiselle ne doit plus prendre
de médicaments pour le moment, rien qu'une tisane rafraî-
chissante, faite avec des racines de fraises et de chiendent.
Elle boira beaucoup de bouillon de poule, dans lequel on
fera cuire beaucoup de poireaux qu'elle mangera. Il faut
beaucoup sortir, boire du vin de bordeaux aux repas, et
manger souvent des œufs frais à peine cuits.

84. Cette malade a l'intérieur du corps rempli d'une colle
jaune qui ne peut se détacher ; il y a soulagement, mais pas
de guérison. Prendre 6 cuillerées d'élixir anti-glaireux de
Paul Gage, 2 à jeun, 3 jours de suite ; mettre une demi-
heure d'intervalle entre chaque cuillerée, et boire du bouillon de cerfeuil dans ces matinées. Le quatrième jour, tisane
de grande consoude, racine de guimauve, racine de fraise,
racine de bardane, et un peu de tête de pavot ; cuire
2 minutes, en boire pendant 15 jours, un litre par jour.
Cuire à l'eau des poireaux pendant une demi-heure, en
boire un bol le soir, pour se coucher 8 jours de suite, et
dans 15 jours, des infusions de feuilles d'argentine. Beaucoup
de bon air et de soleil.

85. Pour cette dame la maladie est très dangereuse ; en
prenant des précautions, faire exact, il y a encore espoir,
c'est une grande inflammation dans l'intérieur du corps et le
sang est très faible, ça fatigue beaucoup les nerfs. Prendre
une demi-bouteille de sirop anti-scorbutique, une cuillerée

à bouche à jeun ; dans la journée tisane avec fleurs de millepertuis, fleurs de millefeuille, fleurs de chardon bénit, fleurs de bluets, trèfle de ruisseau, une pincée de chaque plante, infusion, en boire un litre par jour pendant 12 jours ; avaler souvent un peu de graine de lin dans l'eau, jeter de l'eau bouillante sur 25 grammes de quinquina par litre d'eau, mêler de cette eau avec le vin aux repas. Voilà tout. (*V. 222, 223, 224, 225*).

INTESTINS (Maladies des).

86. 9 février 1888. *Hernie.* — Ce Monsieur a les boyaux croisés, cela les fait gonfler ; c'est une maladie terrible qu'on appelle hernie étranglée. Il y a guérison. Amortir des poireaux, du seneçon et de la foirole dans du saindoux ; mettre en cataplasmes huit nuits de suite sur le bas-ventre. Prendre pendant deux jours le matin une infusion de thé Chambard. Le troisième jour, tisane de mélisse, menthe poivrée, fleurs de reine-des-prés ; jeter l'eau bouillante sur ces plantes, en boire pendant 15 jours le plus possible. Prendre souvent un peu d'eau de noix ; manger beaucoup de soupe aux poireaux. (*Amortir : cuire légèrement.*)

87. 2°. — Ce Monsieur se guérira. Cuire pendant cinq minutes, dans un peu d'eau, du seneçon, des poireaux, une demi-tête de pavot blanc ; mettre en cataplasmes cinq nuits de suite sur le bas-ventre ; graisser deux fois par jour les douleurs avec de l'huile d'amandes douces. Tisane, racine de guimauve, un peu d'anis vert, de la verveine, un peu de mélisse, faire bouillir deux minutes, en boire 12 jours le plus possible. Tenir une feuille de ouate sur le bas-ventre dans la journée et se tenir les pieds bien chauds.

88. 3°. — Il tient un peu de douleurs nerveuses, mais il n'y a rien de dangereux ; il se guérira. Tisane : Mélisse, fleurs de camomille, centaurée, verveine, infusion ; en boire pendant 10 jours, douce (tiède). Si quelquefois les coliques reprennent, ajouter un peu d'absinthe. Frictionner les jambes et le ventre avec de l'eau-de-vie camphrée, deux fois par jour et se tenir toujours bien chaud (Guérison).

89. Pour cette maladie, c'est le grand boyau qui est boutonneux, il gonfle et presse la vessie qui est rétrécie ; il y a aussi beaucoup de glaires dans le bas de la poitrine. Il y a guérison. Prendre 6 cuillerées à bouche d'élixir de Paul Gage, 2 à jeun 3 jours de suite, et dans ces 3 matinées boire du bouillon de poireaux. Continuer de prendre de ce bouillon, y ajouter des navets pendant 12 jours à jeun. Dans la journée tisane avec racine de chiendent, racine de fraise, racine de persil, cuire 2 minutes, jeter cette eau bouillante sur un peu de graine de lin, en boire 15 jours le plus possible. Prendre 6 bains de siège, un tous les jours, dans lesquels on mettra une décoction de feuilles de fromageon (petite mauve) et de la racine de guimauve, rester dedans une demi-heure.

Revoir après ce traitement.

90. Pour cette dame le foie est très engorgé par des glaires ; les intestins sont beaucoup échauffés, le gros intestin est tout à fait bouché. Prendre 6 pilules d'élixir anti-glaireux de Paul Gage, 3 à jeun 2 jours de suite ; dans ces 2 matinées boire du bouillon de cerfeuil. Troisième jour tisane avec de la bourrache, pariétaire, racine de fraises et racine de guimauve, cuire ensemble pendant 2 minutes ; jeter un peu d'eau bouillante sur un peu de graine de lin, mêler cette eau avec la tisane, en boire 15 jours le plus possible. Manger beaucoup de bouillon de poireaux et mettre dedans de l'extrait de viande de Liébig. Voilà tout.

91. Cette dame a une grande inflammation d'intestins et comme des coliques hépatiques, mais nous pouvons la guérir. Cuire dans de l'eau des poireaux et des carottes pendant une heure, boire un bol de ce bouillon à jeun pendant 8 jours. Dans la journée tisane avec de l'anis étoilé, du cumin des prés, de la mélisse et de la menthe poivrée infusion ; en boire 15 jours. Après le repas de midi, prendre une infusion de camomille. Voilà tout.

92. Cet enfant a un peu d'inflammation dans les intestins. Prendre 20 grammes de sirop de chicorée, lui en donner une cuillerée à café tous les matins à jeun. Jeter de l'eau bouillante sur de la pensée sauvage, fleurs de pêcher et feuilles de chicorée ; lui en faire boire pendant 12 jours le plus possible. Lui donner beaucoup de lait. Rien de dangereux en la soignant de suite.

93. Pour cette petite fille il n'y a rien de dérangé dans les organes ; elle a une inflammation des intestins et de la vessie, il y a guérison. Tisane racine de chiendent, racine de fraises, queues de cerises et pariétaire ; cuire ces plantes 2 minutes et jeter cette eau bouillante sur un peu de graine de lin, lui faire boire de cette tisane le plus possible pendant 15 jours. Amortir des poireaux dans du saindoux et lui mettre en cataplasmes sur le bas-ventre 6 nuits de suite. Lui faire manger beaucoup de soupe blanche avec des poireaux et du cerfeuil.

94. Il ne faut à cette petite fille que de la benoite commune, racine de grande consoude, fleurs d'ortie blanche et fleurs de roses de Provins, infusion, en boire 15 jours. Imbiber des linges dans du vinaigre et lui mettre sur le bas-ventre pour la guérison. Graisser le bobo de la bouche avec de la teinture d'arnica.

(*Il n'est rien dû*).

95. Pour cette demoiselle, c'est une fièvre interne et une inflammation d'intestins ; il y a aussi quelques mauvais vers. Prendre à jeun le matin une pincée de semen-contra pendant quatre jours, la mettre dans un peu de confitures. Dans la journée tisane avec mélisse, centaurée, un peu de thé, un peu de chaque ; jeter de l'eau bouillante sur ces plantes, en boire un litre par jour pendant 10 jours. Beaucoup de bouillon aux herbes avec poireaux.

96. 1ʳᵉ. — Pour ce monsieur il n'y a rien de dangereux ; au contraire ce petit dérangement ne lui a pas fait de mal. Ajouter du citron dans de l'eau, délayer de cette eau dans du vin vieux que l'on boira au repas. Jeter de l'eau bouillante sur des fleurs d'orties blanches et fleurs de roses de Provins, en boire 8 jours le plus possible. C'est tout ce qu'il faut faire.

97. 2º. — Pour ce monsieur il n'y a rien à craindre, les intestins sont très bien ; mais il ne faut pas encore trop marcher, il faut manger beaucoup de soupe au cerfeuil, mettre dedans beaucoup de lait ; beaucoup de salade de pissenlits ; boire un peu de bon vin aux repas. Cuire dans l'eau des navets et des carottes pendant une heure et boire de ce bouillon un bol à jeun pendant 10 jours. Tisane racine de chiendent, racine de fraises, racine de guimauve, un peu de fleurs de reine-des-prés et de la verveine ; cuire ces plantes pendant 2 minutes, en boire 15 jours le plus possible.

98. — Pour cet homme il n'y a pas à se tourmenter, ce n'est rien. Tisane racine de guimauve, racine de chicorée, verveine, arnica, aigremoine, un peu de chacune pour un litre d'eau ; cuire 3 minutes, boire un litre par jour pendant 8 jours. Se frictionner souvent les reins et la douleur avec de la pommade camphrée. Manger beaucoup de soupe aux poireaux. Avaler souvent de la graine de lin.

99. Dans cette maladie il n'y a rien d'inquiétant ; c'est les intestins qui sont un peu bouchés. Il faut prendre 4 lavements ; dans chaque lavement y mettre une bonne pincée de foireuse (foirôle), un tous les 2 jours. Tisane : pariétaire, fumeterre, racine de chiendent, racine de guimauve ; cuire ensemble 2 minutes, sucrer avec du miel, en boire 15 jours le plus possible.

100. 1ʳᵒ. — Cette dame a la fièvre nerveuse, les boyaux s'engorgent et cela remonte dans l'estomac, dans la poitrine, à la tête ; cette maladie fait beaucoup souffrir. Prendre 6 pilules antiglaireuses de Paul Gage, 3 à jeun 2 jours de suite et dans ces 2 matinées boire du bouillon de cerfeuil. Le troisième jour tisane de trèfle de ruisseau, fumeterre, aigremoine, fleurs de millefeuille, fleurs de violette, infusion, un peu de chaque plante, en boire 12 jours. Ajouter du citron dans de l'eau et se laver le front et les membres deux fois par jour avec cette eau. Mettre tremper pendant 2 jours dans un litre de vin vieux un peu de copeaux de quassia amara, en prendre un verre à bordeaux dans la matinée et un dans l'après-dîner. Respirer l'air à perdre haleine. Manger du cresson de fontaine.

101. 2ᵒ. — La maladie sera un peu longue à guérir ; c'est une maladie terrible, elle se guérira. Tisane de trèfle de ruisseau, centaurée, aigremoine, serpolet, mélisse, jeter l'eau bouillante sur ces plantes, en boire 15 jours. Prendre de l'élixir de longue vie pour 1 franc, une cuillerée à café une demi-heure avant le repas de midi. Boire une infusion d'armoise le soir pour se coucher, pendant 6 jours. Il faudrait qu'elle se fasse bien transpirer. Se frictionner la tête et les membres avec du vinaigre étendu d'un peu d'eau et de jus de citron. Manger du cresson de fontaine.

102. Pour ce jeune homme ce n'est pas une hernie, ce sont les boyaux qui gonflent et qui se croisent ; le bandage est nuisible, il faut le supprimer. Amortir du séneçon et des poireaux dans du saindoux, lui en mettre en cataplasmes 8 nuits de suite sur le ventre. De jour, graisser deux fois avec de l'huile de lin. Lui supporter le ventre avec une serviette. Tisane de racine de guimauve, en boire pendant 15 jours. Il n'y a rien de dangereux en faisant ces remèdes.

103. — Pour cette dame il ne faut pas qu'elle fatigue trop ; il faut qu'elle supporte son ventre avec une serviette, ce sont les boyaux qui gonflent par la fatigue. Faire cuire dans de l'eau des navets et des carottes pendant une heure, boire un bol de ce bouillon à jeun pendant 10 jours; manger beaucoup de navets fricassés, boire du vin vieux aux repas. Dans la journée tisane avec des racines d'asperges, racine de chiendent, racine de guimauve, faire cuire 4 minutes, en boire 15 jours le plus possible. Voilà tout.

104. 1ʳᵉ. — Pour cette dame, le grand boyau est beaucoup engorgé par les glaires ; il y a des petits boutons à l'anus, ça fait gonfler la matrice, ça pourrait devenir dangereux plus tard, mais il y a remède. Prendre une demi-bouteille de sirop de guimauve, une cuillerée à bouche le matin et une le soir pour se coucher. Jeter de l'eau bouillante sur de la graine de lin et du capillaire, en boire un litre par jour pendant 15 jours ; se graisser souvent l'anus dans la journée avec de l'huile d'œufs ; manger beaucoup de soupe aux poireaux.

105. 2°. — Pour cette dame il y a grande amélioration ; il n'y a rien d'attaqué ; elle va avoir parfaite guérison. Prendre de l'élixir de longue vie pour 1 franc 50, une cuillerée à bouche une demi-heure avant le repas de midi, dans une infusion de feuilles de mélisse. Dans la journée tisane avec seconde écorce de sureau, douce-amère, racine de guimauve ; cuire pendant 2 minutes, en boire pendant 15 jours le plus possible ; dans la journée, avaler souvent une cuillerée de graine de lin sans être cuite ; manger souvent de la salade de pissenlits.

106. Il existe chez ce monsieur, un peu d'inflammation dans les intestins ; le citron et l'orange sont contraires ; le raisin, il peut en manger. Tisane : queues de cerises.

pariétaire, seconde écorce de sureau, racine de fraise ; cuire
3 minutes, sucrer avec du sirop de capillaire, en boire
10 jours, le plus possible. Faire amortir des poireaux dans
du saindoux, et mettre en cataplasme 6 nuits de suite sur le
bas-ventre. Boire du vin vieux, parce que la vessie est
un peu affaiblie.

107. Il y a une grande irritation dans les intestins ; il y
a guérison, mais il ne faut pas faire d'opération. Prendre
une demi-bouteille de sirop de fumeterre, une cuillerée à
bouche à jeun tous les jours. Tisane : seconde écorce de
sureau, racine de chiendent, des cornes de raisin blanc,
cuire 4 minutes et jeter l'eau bouillante, dans laquelle ces
plantes ont cui, sur une cuillerée de graine de lin par litre
d'eau, en boire 15 jours un litre par jour. Faire cuire des
poireaux, carottes et navets dans de l'eau pendant une
heure, en prendre une tasse pendant 10 jours. Prendre un
bain de siège tous les deux jours dans de l'eau où on aura
fait cuire des fromageons (petite mauve), et racine de guimauve ; rester dedans 10 minutes. Prendre beaucoup de
bouillon de poireaux.

108. Ce malade a le sang mélangé d'humeur, une inflammation dans les intestins qui lui remonte jusque dans la poitrine ; la maladie deviendrait dangereuse, mais il y a guérison. Prendre 4 cuillerées d'élixir de Paul Gage, 2 cuillerées
à bouche à jeun. 2 jours de suite, et dans ces deux matinées
boire du bouillon de cerfeuil. Le troisième jour, tisane
avec argentine, trèfle de ruisseau, fleurs de millepertuis,
fleurs de chardon bénit, verveine, un peu de chaque, en
boire 12 jours un litre par jour. Faire cuire des navets et
des carottes dans de l'eau pendant une heure, en prendre
une tasse le soir pendant 8 jours. Prendre beaucoup de
bouillon de poireaux.

109. Cette petite fille a le sang mélangé d'humeur, cela
lui donne de la fièvre nerveuse, et une grande inflammation
dans les intestins, la poitrine échauffée, il y a guérison.
Prendre une demi-bouteille de sirop antiscorbutique, une
cuillerée à jeun tous les jours. Tisane : douce-amère, racine
de chiendent, bois de réglisse, faire bouillir 4 minutes un
peu de chaque plante, en boire 15 jours, le plus possible.
Mettre des cataplasmes de farine de lin sur le bas-ventre,
8 nuits de suite. Lui faire prendre des petits bouillons de

poireaux. Si elle n'est pas guérie complètement après ce traitement, il faudra une autre consultation.

110. Pour ce monsieur il faut qu'il tienne son ventre enveloppé d'une pièce de flanelle, se tenir toujours les pieds bien chauds. Tisane : aigremoine, verveine, absinthe maritime ; jeter l'eau bouillante sur ces plantes, en boire 15 jours de temps en temps. Faire cuire des carottes et navets dans de l'eau pendant une heure, en prendre une tasse à jeun pendant 10 jours. Se frictionner le ventre le soir pour se coucher avec de l'huile d'olive camphrée.

111. 1ʳᵉ. — Ce monsieur doit trouver beaucoup de mieux pour son rhume. Il y a encore de l'échauffure dans les intestins et aussi de l'irritation ; il ne faut pas gratter. Faire cuire dans de l'eau du mou de veau, des navets pendant une heure, boire un bol de ce bouillon à jeun le matin pendant 10 jours. Dans la journée, tisane avec racine de guimauve, racine de grande consoude, racine de chicorée et bourgeons de sapin, un peu de chaque plante, les cuire pendant 4 minutes, sucrer cette tisane avec du sirop de gomme, en boire pendant 15 jours le plus possible. Saupoudrer souvent les parties avec de la fécule de pomme de terre ; pour la nuit, mettre des compresses sur les parties avec de la petite crême. Voilà tout.

112. Ce monsieur a encore de l'inflammation à l'intérieur, mais plus rien de dangereux. Prendre à jeun pendant 10 jours du bouillon de poireaux, y mettre du lait. Dans la journée, tisane avec centaurée, fleurs de millefeuille, bourgeons de sapin, écorces d'oranges amères, seconde écorce de saule, un peu de chaque ; faire bouillir 4 minutes, en boire un litre par jour pendant 12 jours. Mettre tremper de la gentiane dans de l'eau, mêler de cette eau au vin des repas. Voilà tout.

112 *bis.* Il n'y a rien de dangereux, ce n'est qu'un peu d'échauffure dans les intestins. Prendre à jeun le matin, pendant 6 jours, une infusion de feuilles de cassis. Dans la journée, tisane racine de chiendent, racine de chicorée, et douce-amère, en boire de temps en temps. Manger beaucoup de soupe aux herbes, ne pas y mettre de lait, mais seulement de la crême et du beurre. Pour le *bobo à la figure*, (excroissance de chair), laver souvent avec de l'eau où l'on aura fait cuire de l'arnica et des bourgeons de noyer.

JAMBE (Mal de).

113. Il y a guérison à la maladie de cette petite fille ; il faut d'abord supprimer l'appareil qui empêche la circulation du sang. Tisane : pensée sauvage, fumeterre, décoction 2 minutes, en boire 8 jours. Mettre tremper dans du bon vin blanc, sauge, serpolet, romarin et verveine pendant 2 jours et lui laver la jambe deux fois par jour avec ce vin. Mettre des cataplasmes de feuilles de bardane sur la jambe à nu et lui envelopper la jambe de coton en feuilles pendant 8 nuits. Au bout de ce traitement lui faire prendre quelques grands bains de sel de mer. Il faut la laisser courir.

114. Que ce monsieur n'aie aucune appréhension au sujet de ses varices. Prendre pendant 12 jours la tisane suivante : douce-amère, racins de fraisier, racine de chiendent et racine de grande consoude ; cuire 2 à 3 minutes. Se frictionner les jambes matin et soir avec de l'huile de ricin. Pour calmer les démangeaisons, saupoudrer les petits boutons avec de la fécule de pomme de terre. Manger du cresson sous toutes les formes et faire beaucoup de promenades. En résumé, je trouve ce monsieur bien portant. Quand la température sera plus douce, prendre quatre grands bains, 2 par semaine, mettre dedans une infusion de feuilles de noyer, y rester une demi-heure.

115. Quant au monsieur je lui ai prescrit le cresson sous toutes ses formes, mais non pas le jus de cresson qui ne lui convient pas plus qu'à sa demoiselle c'est trop fort, ça empêche le sommeil. Il n'a pas besoin non plus d'eau de Vichy. Qu'il prenne simplement de la bourrache comme tisane. Pour son genou, appliquer 6 nuits de suite un cataplasme de fleurs de sureau, de séneçon et de verveine amortis dans le saindoux. Le jour, frictionner avec un peu d'eau-de-vie camphrée. Prendre 2 grands bains par semaine avec une infusion de feuilles de noyer.

116. Les douleurs proviennent de la faiblesse du sang qui fait gonfler les nerfs, mais il n'y a rien de dangereux ; il ne faut pas marcher beaucoup ; ce ne sera pas long à guérir. Jeter de l'eau bouillante sur un peu de séneçon et de verveine fraîche, mettre en cataplasme 8 nuits de suite sur les chevilles ; frictionner les jambes deux fois par jour avec de l'eau sédative. Dans 8 jours entortiller les chevilles avec des feuilles de bardane fraîche pendant 8 nuits. Mettre tremper de la gentiane dans de l'eau, mêler de cette eau avec du vin aux repas. Prendre une 1/2 bouteille de sirop antiscorbutique, une cuillerée à bouche tous les matins. Pas de tisane. Voilà tout.

117. Pour ce mal de jambe qui occasionne une fièvre nerveuse prendre la tisane suivante : petit chêne, arnica, centaurée, infusion ; en boire pendant 12 jours un litre par jour. Le soir prendre une infusion de racine de valériane pendant 8 jours. Jeter de l'eau bouillante sur du serpolet, de la verveine, des feuilles de fromageon (petite mauve) ; envelopper la jambe avec ces plantes 10 nuits de suite et dans la journée, frictionner la jambe avec de la teinture d'arnica.

117 *bis.* 9 février. — Ce Monsieur n'a plus de maladie ; il faut faire amortir du séneçon vert dans du saindoux bien gras et mettre en cataplasme 3 nuits de suite sur la douleur. Faire bouillir du bon vin, le jeter sur de la verveine, laver la jambe matin et soir avec ce vin ; la marche n'est pas nuisible au contraire.

13 mars. — Il ne faut pas se forcer à la marche, ce n'est rien. Faire fréblir (*sic*) du séneçon et des poireaux dans du saindoux et mettre en cataplasmes 5 nuits de suite sur le genou. Jeter du vin bouillant sur de la verveine et laver le genou plusieurs fois dans la journée.

MAGNÉTISME

118. Pour cette petite fille il faudrait employer le magnétisme : magnétiser le membre deux fois par jour pendant 5 minutes. C'est lui envoyer le fluide ; et lui passer de temps en temps les doigts sur le membre, cela la fortifiera. Jeter du vin bouillant sur de la verveine et du serpolet, en imbiber des linges et les lui appliquer sur le membre pour la nuit, 12 nuits de suite. Lui faire prendre une 1/2 bouteille de sirop antiscorbutique, une cuillerée à bouche tous les matins à jeun ; un grand bain de temps en temps ; mettre dans chaque bain une livre de sel de mer, y rester 5 minutes. Il ne faut plus l'électriser ni employer d'autres médicaments.

MOELLE ÉPINIÈRE

119. Cette demoiselle est bien malade, plus malade qu'on ne le pense : elle a d'abord un engorgement au foie et sa maladie tient aussi de la moelle épinière. Il lui faut beaucoup de distractions, beaucoup de promenades au grand air. Prendre une demi-bouteille de sirop de cresson, une cuillerée à bouche tous les matins à jeun. Tisane, de douce-amère, cornes de raisin blanc, racine de chicorée et de la pensée sauvage, cuire ces plantes ensemble 2 minutes, en boire pendant 15 jours autant que possible. Mettre tremper pendant 2 jours dans un litre de bon vin des copeaux de quassia-amara, une pincée suffit, en prendre un verre à bordeaux dans la matinée et un dans l'après-dîner. Manger beaucoup de soupe aux poireaux et boire un peu de bon vin. Cette maladie provient de faiblesse.

120. Cette maladie est un commencement de moelle épinière et grande inflammation d'intestins ; il y a guérison quoique très dangereuse. Il faut éviter les fruits, la fraîcheur et les bains de mer, beaucoup réchauffer le sang par du tilleul, fleurs d'oranger, c'est très bon à sa santé ; très peu de médicaments. Au moment des coliques, mettre un verre à liqueur d'eau de noix dans un bol d'infusion de tilleul. Frictionner les grosseurs matin et soir avec eau sédative ; 6 grands bains chauds, faire cuire sauge et serpolet, mettre cette eau dans chaque bain, tous les 2 jours. Tisane racine de bardane, petit chêne, centaurée, fleurs chardon bénit, cuire 2 minutes, sucrer avec sirop de fumeterre, en boire un litre par jour 15 jours de suite.

121. Pour cette enfant il y a un commencement de maladie de la moelle épinière ; si on ne la soignait pas elle deviendrait estropiée. Le sang se décompose ; il lui faut un grand calme ; ne pas la forcer parce qu'elle est très

nerveuse et très inelligente. Il y a guérison en faisant bien exactement.

La solution (coirre) qu'on lui fait prendre est tout à fait contraire. Il faut lui donner cinq grands bains, (un tous les deux jours) dans lesquels on cuira une poignée de serpolet et de sauge, la laisser dans le bain une demi-heure. Une demi-bouteille de sirop de raifort iodé, une cuillerée à bouche tous les matins à jeun. Dans la journée tisane faite avec de la douce-amère, chiendent et bourrache, cuire une seconde, mélanger de cette tisane avec le lait dans le biberon, en donner le plus possible pendant 15 jours. Faire amortir des poireaux dans un peu d'eau chaude, lui en mettre un cataplasme 6 nuits de suite sur la poitrine, ne lui laisser que 4 heures. Lui donner de temps en temps des lavements avec du bouillon de mou de veau. Beaucoup de promenades au grand air. Revoir après ce traitement. (Le bébé étant en parfaite santé, une seconde consultation ne fut pas jugée nécessaire.)

122. Pour ce monsieur, sa douleur c'est un peu goutteux ; cela vient de la moelle épinière ; ce sont des souffrances terribles, mais il y a guérison. Prendre une demi-bouteille de sirop antiscorbutique, une cuillerée à bouche tous les matins. Dans la journée, tisane avec racine de bardane, arnica, petit chêne ; cuire ces plantes pendant 3 minutes, une pincée de chacune, en boire 12 jours le plus possible. Pour la nuit râper des pommes de terre, mettre en cataplasme 6 nuits de suite sur cette douleur, changer le cataplasme trois fois par nuit. De jour graisser avec de l'huile d'amandes douces, y mettre de la poudre de riz.

123. Pour cette petite fille, la maladie est très dangereuse, son sang se tourne en humeur, c'est ce qui lui donne de la fièvre ; il y a un commencement de maladie de la moelle épinière. Cependant elle est très intelligente, il y a encore de l'espoir ; cela durera plusieurs mois pour la guérir en prenant beaucoup de précautions. Prendre une demi-bouteille de sirop de raifort iodé, une cuillerée à bouche tous les matins. Tisane de pensées sauvages pendant 10 jours le plus possible. Lui faire prendre un grand bain tous les 3 jours dans lequel on fera cuire sauge, serpolet, verveine, une pincée de chaque plante; on mettra cette eau dans le bain, y rester 10 minutes. Frictionner les jambes deux fois par jour avec la bonne intention de la guérir. Pour le petit calus, graisser avec de l'huile de millepertuis. Voilà tout.

NERVEUSES (Maladies).

124. Pour cette jeune fille, elle se tourmente beaucoup, et il ne le faut pas, ça lui agite les nerfs ; il lui faut de la distraction, 6 grands bains, un tous les 3 jours, dans lequel on mettra 1 kilo de sel de mer, rester dedans une demi-heure. Tisane de serpolet, menthe poivrée, trèfle de ruisseau, jeter l'eau bouillante sur ces plantes, une pincée de chacune. Avec cette tisane, frictionner les membres le soir pour se coucher.

125. 10 septembre 86. — Cette jeune fille est atteinte du mal caduc et de l'épilepsie ; si on ne la soignait pas elle deviendrait folle un peu plus tard ; mais on peut la sauver. Une bouteille de sirop de salsepareille, une cuillerée à bouche tous les matins à jeun. Dans la journée la tisane suivante : serpolet, menthe poivrée, petite absinthe et nénuphar ; jeter l'eau bouillante sur ces plantes, en boire 15 jours le plus possible. Prendre six grands bains un tous les 2 jours dans lesquels on mettra deux verres de vinaigre, y rester une demi-heure. Frictionner les membres plusieurs fois par jour avec de l'eau fraîche pendant quelque temps. Manger souvent de la salade au cresson.

P. S. (N'ayant plus les cheveux de l'enfant de 16 mois, je ne peux plus voir ; mais j'ai dû voir à tout ce qu'il lui fallait).

126. 31 janvier 87. — Je trouve que l'état général de votre jeune malade s'est sensiblement amélioré depuis 15 jours. J'ai l'espoir de la guérir dans deux ou trois mois Si pénibles que soient, dans cette saison, les lotions à l'eau fraîche, il faut les continuer ; on y ajoutera un peu d'eau de Cologne. En outre faire usage de la tisane suivante pendant 15 jours : mélisse, menthe poivrée, serpolet, racine de valériane et racine de fraisier. Acheter pour 30 centimes de rhubarbe et en avaler une pincée à midi dans la première cuillerée de bouillon. Mélanger avec le vin des repas beaucoup d'eau citronnée. Après le repas prendre une infusion de fleurs d'oranger. Manger souvent de la salade. n'importe laquelle, assaisonnée de beaucoup d'ail (qui calme les nerfs et détruit les petits vers). Voilà je crois tout ce qu'on peut faire d'utile pour le quart d'heure.

127. 19 février 87. — Le sang est très épais, il faut discontinuer les lotions et faire circuler le sang. Jeter de l'eau bouillante sur de l'armoise, en boire un bol à jeun 8 jours de suite et prendre la tisane suivante pendant 12 jours : serpolet, mélisse, verveine, quelques feuilles d'hysope, infusion, en boire un litre par jour et quitter cette tisane quand les règles reparaîtront. Ne plus en boire après.

Prendre une cuillerée à café d'élixir de longue vie une demi-heure avant le repas de midi. Continuer à manger du cresson de fontaine. Bains de pieds avec feuilles de noyer pendant 6 jours, y rester une demi-heure. Faire exactement, tout ira pour le mieux dans la santé de la jeune fille.

(Voir consultation 268. — Léthargie).

127 *bis*. Pour le petit garçon, il a le sang beaucoup mélangé d'humeur et a les nerfs trop forts ; cette maladie le ferait tomber dans le mal caduc, mais en le soignant il y a encore de l'espoir. Tisane : racine de valériane, mélisse, menthe poivrée, un peu de petite absinthe, infusion ; lui en faire boire pendant 12 jours. Acheter 30 grammes de sirop de chicorée, en prendre une cuillerée à café tous les matins à jeun. Cuire dans de l'eau une poignée de sauge, des feuilles de noyer et lui laver les membres souvent avec cette eau toujours un peu tiède.

Mme Kelsch regrette que vous ayez envoyé le paiement de la consultation précédente et vous prie de retenir cette somme à la prochaine occasion.

NÉVRALGIE

128. 1re. Pour cette dame il y a grande faiblesse de sang et les nerfs trop forts, cela lui donne des douleurs névralgiques ; c'est mauvais, mais il y a guérison. Il y a aussi la misse (?) qui gonfle souvent, ça pourrait devenir une fistule. Prendre de l'élixir de longue vie pour 1 franc, une cuillerée à café avant le repas de midi. Dans la journée tisane de racine de bardane, arnica, verveine et douce-amère, cuire ensemble 2 minutes, en boire un litre par jour pendant 15 jours. Frictionner les douleurs matin et soir avec de l'huile camphrée. Pour les yeux, piler du cerfeuil, en mettre en cataplasme 6 nuits de suite sur les yeux. Jeter de l'eau bouillante sur des fleurs de bluets et fleurs de bouillon blanc, se laver souvent les yeux dans la journée avec cette eau. Nourriture confortable.

129. 2ᵐᵉ. Pour cette dame il y a beaucoup de mieux, seulement le sang est trop faible pour les nerfs ; c'est ce qui lui occasionne ces douleurs. Tisane : racine de bardane, de saponaire, un peu d'arnica, de la verveine, cuire ces plantes ensemble 2 minutes et en boire pendant 15 jours autant que possible. Prendre pendant 10 jours le soir pour se coucher une cuillerée à bouche de sirop d'écorces d'oranges amères. Frictionner les douleurs matin et soir avec du beaume tranquille. Dans 8 jours prendre 4 grands bains, un tous les 2 jours, mettre dans chaque bain un kilo de sel de mer, y rester une demi-heure.

129 *bis*. Pour cette malade les nerfs sont engourdis et le froid y contribue. Tisane de petit chêne, arnica, verveine, trèfle d'eau et racine de bardane, un peu de chaque plante, faire bouillir pendant 2 minutes, en boire un litre par jour pendant 15 jours. Mettre tremper dans un litre de vin vieux, pendant 2 jours, sauge, serpolet, bourgeons de feuilles de noyer, une poignée de sel de mer ; frictionner les jambes matin et soir avec ce vin, le faire tiédir avant de s'en servir. Se graisser deux fois par jour, pendant 5 minutes avec de la pommade camphrée ; que la personne qui fera les frictions ait les mains bien chaudes.

130. Chez cette dame le sang est malade, mélangé d'eau ; il y a des douleurs nerveuses, mais ce n'est pas la goutte. Prendre 6 pilules antiglaireuses de Paul Gage, 2 à jeun 3 jours de suite, bouillon de cerfeuil dans la matinée. Le troisième jour, tisane composée de racine de fraise, racine de bardane, racine de patience, racine de persil, seconde écorce de sureau et fleurs de reine-des-prés, cuire 2 minutes, en boire un litre par jour pendant 15 jours. Frictionner la tête et les pieds matin et soir avec de l'eau sédative. Manger beaucoup de soupe aux poireaux, du bon vin vieux aux repas.

131. 1ʳᵉ. Cette bonne sœur n'est ni poitrinaire ni pulmonique ; elle est atteinte d'une douleur névralgique par le sang malade et est très faible ; cela lui donne beaucoup de fièvre nerveuse ; l'abcès n'est pas bon, mais il y a remède. Il faut une demi-bouteille de sirop de raifort iodé, une cuillerée à bouche tous les matins à jeun. Dans la journée, tisane avec seconde écorce de saule, écorce de sureau, fleurs de reine-des-prés et de millefeuille, écorce d'oranges amères, cuire ensemble 5 minutes, en boire pendant 15 jours le plus possible. Se gargariser la bouche très souvent dans la journée avec de l'eau-de-vie dans laquelle on mettra un peu d'alun en poudre. Le soir pour se coucher prendre une infusion de feuilles de fromageon (petite mauve), pendant 12 jours. Se frictionner les membres le soir avant de se coucher, avec du vinaigre, pendant 10 jours. Pour la nuit pendant quelque temps, tenir dans la bouche de la gomme arabique. Prendre souvent du bouillon de mou de veau. Il est possible que cette dame ne soit pas complètement rétablie après ce traitement, car elle est très faible ; elle se guérira, mais il faut quelque temps.

132. 2°. Pour cette bonne sœur elle se guérira ; la maladie était trop ancienne pour pouvoir la guérir d'une seule consultation. La fièvre nerveuse est occasionnée par la faiblesse du sang. La respiration, c'est ce qui l'ennuie le plus, parce qu'elle est beaucoup nerveuse. C'est la tisane qui la sauvera. Un changement d'air aussi lui serait favorable. Tisane : fleurs de millepertuis, de reine-des-prés, de véronique, de pas-d'âne et de serpolet ; jeter l'eau bouillante sur ces plantes, sucrer avec du sucre candi jaune, en boire, toujours tiède, dans la journée, peu à la fois et souvent. Faire cuire du mou de veau et des navets dans de l'eau pendant une heure ; en prendre une tasse bien chaude le soir pendant 10 jours. Boire à jeun le matin une infusion de feuilles de ronces et d'aigremoine, sucrer avec du sirop de mûres, pendant 8 jours. Jeter de l'eau bouillante sur de la racine de guimauve et de la verveine; se donner des injections deux fois par jour avec cette eau, dans les oreilles. Manger des soupes maigres et boire du bon vin. Il y a guérison.

132 *bis.* C'est de la névralgie qui se porte dans la tête, il n'y a rien de dangereux. Tisane de petit chêne, de racine de bardane, de l'aigremoine, cuire ces plantes 2 minutes ; en boire 8 jours. Faire cuire dans de l'eau des fromageons et racine de guimauve et vous en injecter dans les oreilles plusieurs fois dans la journée. Imbiber un peu de coton dans du baume Opodeldoch et en mettre dans les oreilles pour la nuit.

133. Cette jeune fille a des douleurs névralgiques, le sang est trop faible pour les nerfs. Il faut prendre 8 bains de pieds, un tous les 2 jours ; cuire dans de l'eau qui servira pour le bain, une bonne poignée d'armoise. Jeter de l'eau bouillante sur des fleurs de sureau et de la verveine, mettre ces plantes en cataplasmes sur le front 4 nuits de suite ; cela la fera beaucoup moucher. Se laver le front deux ou trois fois par jour avec du baume Opodeldoch. Prendre 8 gouttes de fer Bravais le matin et 8 l'après-midi. Manger beaucoup de pain et des œufs à la coque ; boire un peu de vin de Bordeaux et faire de bonnes longues promenades.

134. Pour cette demoiselle, il faut qu'elle ne se fatigue pas ; il lui faut du repos, des petites promenades tranquilles, très peu de visites, cela lui fatigue la tête et lui porte comme des douleurs névralgiques. Mâcher souvent du cresson et de l'oseille de jardin pour fortifier les gencives ; piler des graines de sureau fraîches et de la verveine, en mettre 4 nuits sur le front ; prendre un bain de pieds pendant 8 jours, cuire dans de l'eau une bonne poignée d'armoise, rester dans chaque bain une demi-heure. Tisane : de la douce-amère, de la seconde écorce de saule et un peu de centaurée, lui faire boire pendant 10 jours de cette tisane, cuire ces plantes 2 minutes. Prendre des pilules du Dr Mergaut, une boîte de 25, en prendre 2 à jeun tous les 2 jours ; user la moitié de la boîte maintenant, et au bout d'un mois reprendre l'autre moitié. Faire rouiller de la ferraille dans de l'eau, mélanger cette eau avec le vin aux repas. Continuer le vin de Colombo ; elle peut manger des fruits, manger beaucoup de panade. Pas d'autre fer que de l'eau rouillée.

135. Pour ce monsieur, c'est une douleur névralgique aiguë ; s'il n'avait pas mouché du sang, ça aurait bien pu lui amener une congestion au cerveau. Il y a remède. L'antipyrine ne fait pas de mal. Prendre de la rhubarbe pour 40 centimes, en mettre une pincée dans la première cuillerée de bouillon à midi. Dans la journée, tisane avec fumeterre, bourrache, centaurée, une pincée de chacune, infusion, en boire pendant 10 jours le plus possible. Frictionner les douleurs avec du baume Nerval ; ajouter du citron dans de l'eau, mêler de cette eau avec le vin aux repas. Prendre tous les jours un bain de pieds dans lequel on y mettra une poignée de sel.

136. Le petit garçon a les nerfs très engourdis, il faut lui frictionner souvent les membres avec du vinaigre mélangé d'eau. Prendre 20 grammes de sirop de chicorée, une cuillerée à café le matin à jeun. Dans la journée tisane avec racine de chiendent, douce-amère, racine de fraise, cuire 2 minutes, en boire pendant 15 jours le plus possible ; lui donner souvent une pastille de menthe poivrée.

136 *bis.* « *Monsieur, la plus grande charité à faire, c'est aux pauvres malheureux qui n'ont pas la santé ; ayez l'obligeance de leur rembourser leur argent.* »
(*Voir consultation 265*).

PARALYSIE

137. Pour ce monsieur, on pourra le soulager, mais pas le guérir à fond, le sang est trop faible et les nerfs sont paralysés, et c'est aussi un peu goutteux ; il y aurait à craindre une attaque interne. Prendre une demi-bouteille de sirop de salsepareille, une cuillerée à bouche à jeun tous les jours et une le soir pour se coucher. Tisane : arnica, verveine, fleurs de houblon, pensée sauvage, infusion en boire pendant 15 jours un litre par jour. Faire chauffer du sel de mer, le mettre dans un petit sac et lui mettre sous les jambes 6 nuits de suite, le même sel est bon pour les 6 nuits. Mettre tremper du serpolet, du romarin, de la verveine, de la sauge dans un litre de vin vieux pendant 2 jours et lui frictionner deux fois par jour les jambes avec ce vin pendant 5 minutes. Faire adoucir (tiédir) le vin pour s'en servir.
(*Voir consultations 263 264*).

OREILLES (Maladies des).

138. Ces enfants ont un peu d'inflammation du côté des oreilles. Jeter de l'eau bouillante sur une quantité de feuilles de ronces, y mettre un peu d'alun. Se gargariser la bouche pendant 8 jours plusieurs fois par jour avec cette eau. Leur donner tous les soirs pour se coucher une cuillerée à bouche de sirop de mûres, pendant 8 jours.

139. Pour cette maladie de tête et d'oreilles, c'est une grande échauffure qui se porte à la tête ; cela fait du bruit comme un moulin qui tourne ; il y a aussi de l'échauffure dans le ventre ; il y a remède. Prendre une demi-bouteille de sirop antiscorbutique, une cuillerée à bouche tous les matins à jeun. Dans la journée, tisane faite de fumeterre, fleurs de houblon, feuilles de chicorée, arnica, en boire pendant 15 jours un litre par jour. Piler de la verveine fraîche et de la graine de sureau, en mettre en cataplasme 6 nuits de suite sur les oreilles, et de jour prendre des injections dans les oreilles avec ce que voici : racine de guimauve, séneçon, des feuilles de fromageon, tête de pavot blanc, cuire ensemble 5 minutes, prendre des injections au moins trois fois par jour avec cette eau pendant 15 jours. Prendre pendant 8 jours un bain de pieds par jour, dans lequel on cuira une poignée d'armoise ; se laver souvent le front avec du vinaigre.

PEAU (Maladies de la).

140. Ce monsieur a beaucoup le sang en éruption ; sous la rougeur du genou, il y a beaucoup de mauvais sang. Il faut que le sang soit purgé, il y a remède. Prendre tous les matins à jeun une cuillerée à bouche de sirop anti-scorbutique. Dans la journée une tisane faite avec racine de saponaire, racine de patience et racine de chicorée, cuire pendant 3 minutes, en boire un litre par jour. Jeter du bon vin bouillant sur des feuilles de verveine et mettre en cataplasmes sur le genou 4 nuits de suite. De jour graisser le genou avec de l'huile d'œufs pendant 8 jours.

140 *bis*. Ce monsieur a le sang un peu fatigué ; quelques grands bains lui feront du bien, ajouter dedans une bonne poignée de fleur de soufre. Tisane : racine de saponaire, racine de patience, racine de bardane, cuire pendant 4 minutes, en boire pendant 12 jours un litre par jour. Jeter de l'eau bouillante sur de la verveine, en mettre en cataplasme 5 nuits de suite sur l'oreille. Poudrer de jour avec de la fécule. Frictionner la jambe matin et soir avec de l'huile de millepertuis.

141. Le sang est malade, mélangé d'eau, aussi de l'inflammation dans la poitrine. Il n'y a rien de dangereux ; faire souvent de bonnes promenades ; les glaires commencent à se former autour du cœur. Prendre 6 pilules anti-glaireuses de Paul Gage, 2 à jeun pendant 3 jours de suite, et dans ces 3 matinées, boire du bouillon de cerfeuil. Tisane : douce-amère, racine de chiendent, bois de réglisse, racine de chicorée, cuire pendant 2 minutes, en boire pendant 12 jours. Mettre tremper dans de l'eau pendant 2 jours un peu de copeaux de quassia-amara et racine de gentiane jaune, couper son vin avec cette eau aux repas. Faire cuire dans de l'eau des feuilles de noyer et feuilles de bardane, et lui mettre des compresses de cette eau partout où il y a de l'humeur, et se laver aussi avec.

141 *bis*. Pour l'enfant, ce n'est pas de la gale, c'est un sang qui est dartreux, c'est même plus mauvais que la gale, et ça se donne la même chose ; il y a remède. Prendre une demi-bouteille de sirop de salsepareille, unecuillerée à bouche tous les matins ; dans la journée une tisane faite avec de la saponaire, racine de patience, racine de chicorée, cuire pendant 2 minutes, lui en faire boire un litre par jour pendant 15 jours. Frictionner matin et soir avec de la pommade soufrée dans laquelle on mettra un peu de précipité rouge ; dans la journée frotter avec de la fécule de pomme de terre. Voilà tout.

Monsieur, si c'était un effet de votre bonté de rendre l'argent à ces pauvres malheureux.

142. Pour cette maladie, c'est une éruption de sang qui occasionne ces engourdissements ; la moindre piqûre vous nuit et vous donne des petits maux. Cette maladie n'est pas dangereuse, il y a guérison. Il ne faut pas de médicaments forts, il ne faut que des dépuratifs. Pour votre doigt, acheter de l'onguent gris pour 20 centimes et graisser votre doigt avec, et aussi la place de la loupe. Vous n'avez pas intérieurement de tumeur, il n'y a que de l'échauffement, un peu de fièvre nerveuse ; tout cela est occasionné par le sang qui est mauvais, qu'il faut épurer. Il y a un peu de gastralgie. Prendre 6 cuillerées d'élixir anti-glaireux de Paul Gage, 2 à jeun pendant 3 jours de suite et dans ces trois matinées boire du bouillon de cerfeuil. Le quatrième jour tisane de mélisse, menthe poivrée, capillaire, fumeterre, bourrache ; jeter l'eau bouillante sur ces plantes, sucrer avec du sirop d'écorce d'oranges amères, en boire pendant 15 jours le plus possible. Le soir prenez un verre de vieux cognac mélangé d'un peu d'eau sucrée. Prendre beaucoup de bouillon de poireaux et navets. Il faut toujours joindre de nouveaux cheveux.

143. Ce monsieur n'a plus rien de malade. Boire de temps en temps une tisane de racine de chicorée et racine de patience. Pour le bobo à la joue, piler du cerfeuil et de la feuille de bardane verte, mettre en cataplasmes dessus pour la nuit. Prendre une cuillerée de saindoux, un peu de soufre en bâton que l'on pile, mélanger ce soufre avec le saindoux et graisser deux fois par jour avec cette pommade.

144. Vous avez, Madame, une éruption de sang qui rend le grand boyau plein de petits boutons, et beaucoup de glaires qui se portent sur la poitrine ; cela vous donne des points partout le corps. Il faut prendre 4 cuillerées à bouche d'élixir de Paul Gage, 2 cuillerées à jeun pendant 2 jours de suite ; ces 2 matinées prendre du bouillon de cerfeuil, le troisième jour, tisane faite avec de la fleur de houblon, racine chicorée, aigremoine, arnica et verveine ; en boire pendant 10 jours un litre par jour.

145. Le sang de cette dame est dartreux, cela se porte sous la peau et forme une dartre ; il y a parfaite guérison. Tisane racine saponaire, racine bardane, racine patience, racine chicorée, racine salsepareille, cuire un quart d'heure, en boire pendant 15 jours un litre par jour. Cuire des feuilles de noyer dans de l'eau, frictionner le dos plusieur fois par jour avec cette eau, en mettre des compresses sur la dartre 12 jours. Faire une pommade avec une demi-livre de saindoux et pour 1 franc de précipité rouge, se frictionner le dos tous les soirs avec cette pommade ; user le tout.

146. 1re. — Pour votre petite bonne, elle a le sang bien malade et beaucoup boutonneux. Ce n'est pas contagieux ; on la guérira. Prendre une bouteille de sirop de salsepareille, une cuillerée à bouche tous les jours. Tisane : racine de patience, racine de bardane, de la saponaire, cuire 2 minutes, en boire 12 jours un demi-litre par jour. Prendre 4 grands bains,un tous les 2 jours, dans de l'eau où l'on mettra pour 10 centimes de savon gras ; rester dedans une demi-heure. Poudrer les boutons le soir avec de la fécule.

147. 2° — Le sang est beaucoup meilleur et l'humeur est sortie. Tisane : de la saponaire, racine de patience, racine de persil, cuire 2 minutes, en boire 12 jours un litre par jour. Prendre 4 grands bains dans de l'eau où vous aurez mis pour 10 centimes de savon gras, rester dedans une demi-heure. Prendre une litre de saindoux, 20 centimes de précipité rouge, mélanger le saindoux et graisser partout où il y aura des boutons avec cette pommade. Manger souvent du cresson.

PIED (Maladie du).

148. Cette grosseur est un oignon qui fait beaucoup souffrir. Amortir dans du saindoux un oignon blanc et un oignon de lys ou oignon de Saint-Joseph et mettre en cataplasme 6 nuits de suite sur la grosseur. Délayer de la fécule de pomme de terre avec de l'huile d'œillette et graisser deux fois par jour avec cette pommade. Ensuite un bain de pieds (Guérison radicale).

149. Cette dame a dans l'intérieur du talon comme un œil de perdrix. Le sang est beaucoup mélangé d'eau, cela lui occasionne une inflammation à la poitrine, mais on peut la guérir. Pour le talon piler de la ciguë et des feuilles de bardane, un peu de racine de guimauve, toutes ces plantes vertes, en mettre en cataplasme sur le talon 8 nuits de suite ; appliquer le cataplasme sur la chair. De jour mettre des compresses avec de l'huile de pavot ; dans la journée tisane de reine-des-prés, lierre terrestre, feuilles de ronces et serpolet, infusion, sucrer avec du sirop pectoral anglais ; en boire pendant 10 jours autant que possible et toujours tiède. C'est tout ce qu'il y a à faire.

150. L'ongle de ce Monsieur tombera. Il faut prendre pendant quelques jours un bain de pieds dans lequel on aura fait cuire du séneçon, de la racine de guimauve et une tête de pavot blanc. Mettre pour la nuit ces plantes en cataplasme sur le pied. Dans la journée faire cuire dans l'eau de la racine de guimauve, une tête de pavot, fleurs de bouillon blanc et capillaire, imbiber un linge dans cette eau et envelopper le pied le plus souvent possible. Dans 6 jours il faudra graisser le pied avec de la pommade de concombre. Boire de la tisane de fumeterre et bourrache.

151. 1ᵉ. — Pour ce mal de pied (ongle incarné), il est nécessaire que vous ne marchiez pas pendant 8 jours, tenir votre pied sur une chaise. Il faut prendre pendant 4 jours 2 bains de pied par jour, y rester une demi-heure. Faire cuire dans l'eau qui servira pour le bain du fromageon et de la racine de guimauve. Il faut frictionner votre pied plusieurs fois par jour avec de l'huile de lin. Votre sang est tout en mouvement ; il faudra boire pendant 8 jours, le plus possible de la tisane faite avec de la douce-amère, racine chicorée et racine patience.

152. 2°. — Vous n'avez plus rien à craindre pour votre pied, jamais vous ne souffrirez plus, l'ongle tombera ; quand il sera tombé, il faudra laver avec de l'eau salée pour consolider les chairs. En attendant il faut prendre encore 4 bains, dans lesquels il faudra faire cuire du séneçon, racine de guimauve et feuilles de fromageon. Il faudra graisser le doigt pendant 15 jours avec du beurre frais. Il est préférable de rester en repos encore pendant le temps que l'ongle ne sera pas tombé ; vous auriez pu avoir une fistule. Vous ferez bien de prendre encore la tisane pendant 8 jours, pour vous purifier le sang.

POITRINE (Maladies de) et des voies respiratoires).

153. Chez cette demoiselle le sang se porte souvent à la poitrine, il n'y a rien de dangereux. Prendre de temps en temps deux pilules anti-glaireuses de Paul Gage ; après ces pilules boire une infusion de cerfeuil. Prendre souvent des infusions avec de la fleur de tilleul et fleur d'oranger, mettre dedans un peu de vieux cognac. Avant de se coucher prendre un demi-verre d'eau sucrée, y mettre quelques gouttes de laurier-cerise. Frictionner la poitrine une fois par jour avec de l'eau sédative pendant 15 jours. Ne pas boire d'eau pure.

154. Cet homme a sur la poitrine une poche de sang pourri en quelque sorte, qui provient d'une fausse pleurésie déjà ancienne. La cause connue, on peut y apporter un prompt remède. Elixir anti-glaireux de Paul Gage, prendre le matin à jeun 2 jours de suite deux cuillerées et boire du bouillon de cerfeuil dans la matinée. Le troisième jour la tisane suivante : verveine, capillaire, armica, aigremoine, en boire un litre par jour pendant 12 jours et il sera guéri.

154 *bis.* Rien de dangereux, les nerfs sont fatigués par suite des douleurs éprouvées ; il y a encore un peu d'irritation dans les bronches. Les infusions de bluets vous ont fait beaucoup de bien. Les glaires du dos, on peut les guérir, car elles s'y portent souvent et occasionnent des douleurs. Piler du persil et verveine fraîche, mettre en cataplasme sur la douleur 4 nuits de suite ; après vous n'aurez plus cette douleur. Maintenant prendre 10 à 15 jours de repos pour vos nerfs. Faites usage d'une tisane avec lierre terrestre, petit chêne, racine saponaire, un peu d'arnica, cuire 2 minutes, en boire 8 jours le plus possible ; se frictionner les douleurs matin et soir avec eau-de-vie camphrée. Pour les yeux, jeter eau bouillante sur fleurs de lys, et bluets, se laver souvent les yeux avec cette eau et dans 8 jours prendre quelques grands bains. De temps à autre un peu de vin de Saint-Julien pour fortifier le sang.

155. Cette demoiselle n'a rien de dangereux que le sang qui est trop faible et manque de fer ; il y a un peu d'échauffure dans les bronches et en même temps la croissance. Prendre une bouteille de sirop de raifort iodé, une cuillerée à jeun tous les jours ; du vin de Malaga de temps en temps dans la journée. Tisane ; seconde écorce d'orange amère, racine de chicorée et racine de guimauve, cuire ensemble 4 minutes, en boire 12 jours. Jeter de l'eau bouillante sur de la verveine et du lierre terrestre, en prendre une tasse le soir pendant 8 jours. La chute des cheveux provient de la faiblesse du sang ; laver la tête avec du vieux cognac. Faire beaucoup de sorties.

156. Ce jeune homme n'est pas bien pour le moment, mais il n'y a encore rien de dangereux ; il y a un peu de pleurésie. Tisane : feuilles de ronces, lierre terrestre, fleurs de millefeuille, centaurée, une pincée de chaque plante, sucrer avec du sirop pectoral anglais, en boire 15 jours le plus possible, peu à la fois et souvent. Frictionner la poitrine deux fois par jour avec de la teinture d'arnica pendant 15 jours. Lui faire manger beaucoup de navets accommodés dans du jus de viande, prendre beaucoup de bouillon fait avec du mou de veau et des navets ; une boîte de pastilles Géraudel, en prendre deux dans la matinée et deux dans l'après-dîner. Faire toutes ces choses en même temps et bien exactement et pas d'autres remèdes.

157. Ce jeune homme est atteint d'une échauffure dans les intestins et dans les bronches ; ça deviendrait dangereux, mais il y a remède en faisant exactement : prendre une médecine d'huile de ricin, une seule fois à jeun et dans cette matinée boire du bouillon de cerfeuil. Le lendemain tisane avec scolopendre, feuilles de ronces, lierre terrestre, fleurs de millepertuis, faire bouillir 3 minutes, un peu de chaque plante ; sucrer cette tisane avec du sirop de gomme, en boire pendant 15 jours le plus possible; lui donner un peu de distraction, du bon bouillon de bœuf, un verre de vin vieux. Voilà tout.

158. Pour ce Monsieur, les intestins sont beaucoup échauffés, une grande irritation dans la poitrine ; cela deviendrait dangereux, mais il y a guérison en prenant les remèdes exacts. Ce sera un peu long à guérir. Prendre tous les matins à jeun un bouillon fait avec des poireaux, cerfeuil, oseille et lait. Tisane : serpolet, quelques feuilles d'hysope, de la véronique, racine de guimauve, fleurs de coquelicot, infusion, sucrer avec du sirop de gomme, en boire 15 jours, peu à la fois et souvent (tiède). Avaler souvent dans la journée de la graine de lin dans un peu d'eau. Prendre de l'élixir de longue vie pour 1 franc, une cuillerée à café un quart d'heure avant le repas de midi. Prendre beaucoup de bouillon de bœuf, boire du vin vieux, ne pas sortir lorsque les temps sont mauvais.

159. Pour ce petit garçon, il y a beaucoup d'inflammation dans la poitrine et dans les bronches ; il faut le faire causer le moins possible. Prendre une cuillerée à bouche de sirop de mûres pour se coucher. Dans la journée, tisane avec feuilles de ronce, scolopendre, fleurs pectorales, une pincée de chacune, sucrer cette tisane avec du sucre candi, en boire pendant 10 jours le plus possible. Frictionner les membres matin et soir avec de l'huile d'olive camphrée et lui faire prendre souvent un peu de bouillon de mou de veau avec des navets.

160. Pour cette dame, c'est de l'inflammation qu'elle a dans les bronches ; le sang est assez beau, mais il est faible ; il n'y a rien d'attaqué. Il faut qu'elle prenne souvent de la graine de lin sans être cuite. Tisane de douce-amère, racine de chicorée, de patience, de guimauve, seconde écorce de saule un peu de chacune pour un litre d'eau, cuire 3 minutes, sucrer avec du sirop pectoral anglais, en boire 15 jours le plus possible. Mettre tremper pendant 2 jours un peu de quassia amara dans un litre de bon vin, en prendre un verre à Bordeaux dans la matinée et un dans l'après-dîner. Graisser la poitrine deux fois par jour avec de l'huile de ricin. Manger beaucoup de soupe aux herbes ; quand le temps est beau il faut sortir.

161. Pour ce jeune homme il y a de l'engorgement dans les bronches ; il a eu froid, cela lui occasionne de la fièvre, nerveuse. Il faut qu'il garde la chambre pendant 10 jours et à une chaleur douce. Faire cuire dans de l'eau des navets, des choux rouges, du mou de veau pendant une heure, en prendre une tasse bien chaude le soir pour se coucher, pendant 8 jours. Jeter du lait bouillant sur une pincée de fleurs de sureau, sucrer avec du sucre candi, en prendre une tasse à jeun pendant 6 jours, bien chaude. Tisane : serpolet, centaurée, quelques feuilles d'hysope, fleurs de violettes, une pincée de chaque plante, sucrer avec du sirop de gomme, en boire 12 jours, tiède.

162. Pour cet enfant, il a une grande inflammation dans les bronches, le sang est très faible, mélangé d'humeur ; cela deviendrait dangereux, mais il y a guérison. Prendre une demi-bouteille de sirop de raifort iodé, une cuillerée à bouche à jeun tous les jours. Tisane : fleurs de pas-d'âne, de violettes, de coquelicots, de fromageon, (petite mauve), feuilles de ronces ; jeter l'eau bouillante sur ces plantes, une pincée de chacune, sucrer avec du sucre candi, en boire 15 jours le plus possible, toujours tiède ; puis graisser la poitrine matin soir avec de l'huile de lin. Lui faire manger des panades, boire du bon vin mélangé d'eau.

163. Ce Monsieur est bien malade, tout son sang est en éruption, et un grand échauffement dans les bronches ; il faut prendre des précautions. Prendre une demi-bouteille de sirop fumeterre, une cuillerée à bouche tous les matins. Dans la journée, tisane avec pariétaire, bourrache, verveine, fleurs de bouillon blanc et fleurs de guimauve, sucrer cette tisane avec de la gomme arabique, en boire pendant 15 jours le plus possible ; boire beaucoup de bouillon de navets, se graisser souvent l'anus avec de l'ail. Voilà tout.

164. Pour ce petit garçon, il y a une grande échauffure dans les bronches, il y a même des petites boules d'eau ; ça deviendrait dangereux, mais il y a de l'espoir. Tisane avec fleurs de violettes, fleurs de pas-d'âne et fleurs de guimauve, infusion, sucrer avec du sirop de gomme. lui en faire boire pendant 12 jours, peu et souvent, toujours tiède. Faire cuire dans l'eau du bois de réglisse et de la douce-amère, pendant un quart d'heure et mêler de cette eau avec le vin aux repas. Cuire des navets pendant une heure et boire de ce bouillon à jeun pendant 8 jours.

165. Pour cette dame, c'est une poche d'eau qu'elle a eue dans la poitrine, il y a longtemps. Cette eau est devenue très épaisse et a bouché tous les vaisseaux, cela dégénérerait en tumeur, mais il y a guérison. Prendre une demi-bouteille de sirop de raifort iodé, une cuillerée à bouche tous les matins. Dans la journée tisane avec racine de fraisier, racine de chiendent, racine de patience, racine de guimauve, trèfle de ruisseau, capillaire ; cuire ces plantes pendant 4 minutes, en boire pendant 15 jours le plus possible. Avaler souvent de la graine de lin sans être cuite. Jeter de l'eau bouillante sur de la verveine et du séneçon pour l'amortir, en mettre en cataplasmes pendant 6 nuits. Jeter de l'eau bouillante sur 25 grammes de quinquina par litre d'eau et mêler cette eau avec le vin aux repas. Frictionner les jambes matin et soir avec de la pommade camphrée. Du bon vin.

166. 1ʳᵉ. Pour ce jeune homme c'est une fausse pleurésie qu'il a dans les bronches ; cela deviendrait dangereux, mais il y a guérison. Faire cuire dans de l'eau pendant une heure des choux rouges et des navets, prendre une tasse à jeun de ce bouillon pendant 8 jours. Tisane serpolet, véronique, feuilles de ronces, fleurs de pas-d'âne, infusion, un peu de chaque plante, sucrer avec du sirop pectoral anglais, en boire 12 jours un litre par jour, toujours douce (tiède.) Se graisser la poitrine matin et soir avec de l'huile d'olive. Prendre à jeun pendant 4 jours une infusion de fleurs de bluets.

167. 2°. Plus de danger. Tremper quelques roulettes

de racine de gentiane dans un litre d'eau, délayer de cette
eau dans le vin aux repas. Beaucoup de bouillon de poireaux
qui lui dégagera le corps. Tisane douce-amère, écorces
d'oranges amères, bois de réglisse et bourgeons de sapin ;
cuire 4 minutes, en boire pendant 12 jours un litre par jour.
Avaler souvent de la graine de lin sans être cuite. Manger
des navets au jus de viande et tout ce qu'il plaira.

168. Ce monsieur a trois boules d'eau qui se portent
dans la poitrine et aussi du sang échauffé ; il y a guérison.
Prendre 4 cuillerées d'élixir de Paul Gage, 2 cuillerées à
jeun 2 jours de suite et dans ces deux matinées boire du
bouillon de cerfeuil. Le troisième jour, tisane de verveine,
bourgeons de sapin, centaurée, écorce d'orange amère, faire
cuire deux minutes un peu de chacun, en boire 10 jours un
litre par jour. Mettre tremper un peu de racine de gentiane
jaune dans de l'eau et de la cannelle, délayer un peu de
cette eau dans le vin aux repas. Mettre un cataplasme de
farine de lin sur la   poitrine 6 nuits de suite.

169. Cette maladie n'est pas dangereuse. Prendre pendant 8 jours, à jeun, un bol de bouillon d'escargots. Tisane :
lierre terrestre, fleurs de millefeuille, fleurs de chardon
bénit, un peu de verveine, sucrer avec du sirop d'écorces
d'oranges amères, en boire 8 jours un litre par jour. Cuire
dans l'eau des poireaux et des asperges, en boire un bol
pour se coucher. Faire tremper de la gentiane dans de l'eau,
en boire avec du vin de Bordeaux aux repas.

170. 19 janvier 1884. Cette dame a le sang beaucoup en
humeur. Il y a une charge de 2 litres d'eau entre les deux
épaules, une fièvre dans la poitrine ; la maladie est très
dangereuse, mais on peut la guérir. Il faut 4 cuillerées à
bouche d'élixir de Paul Gage, 2 cuillerées à jeun 2 jours de
suite, dans ces deux matinées prendre du bouillon de pied
de veau. Troisième jour, tisane centaurée, fleurs de millefeuille, fleurs de chardon bénit, lierre terrestre et seconde
écorce de saule, cuire 2 minutes, sucrer avec du sirop de
capillaire ; en boire pendant 12 jours un litre par jour. Cuire
dans de l'eau des navets et des poireaux, prendre un bol de
ce bouillon le soir pour se coucher. Prendre un peu de vin de
Malaga mélangé d'eau, et pour la nourriture ce qui plaira.
On peut la guérir mais il ne faut pas de remèdes violents,
parce que la personne est trop nerveuse, il ne faut pas de
contrariété non plus.

171. 5 février. — Cette dame est faible, cependant il y a du mieux ; il y a un peu de grippe. Il ne faut auprès d'elle que des personnes de sa famille, les étrangers la fatiguent trop, il lui faut un grand calme. En continuant les précautions, elle se guérira, et aussi avec l'aide du bon temps et beaucoup d'air dans sa chambre ; qu'elle sorte le plus possible. Cuire pendant une heure dans de l'eau de la racine de guimauve, avec cette eau faire un cataplasme avec de la farine de seigle, en mettre 4 nuits de suite sur le côté malade. Pour les jambes prendre 8 cuillerées d'huile de lin, autant d'huile de ricin et une bonne pincée de soufre en bâton, se frictionner les jambes matin et soir, user le tout. Tisane : racine de chicorée, racine de guimauve, des fleurs de coquelicot et des fleurs de pas-d'âne, cuire 3 minutes et la faire un peu forte, sucrer avec du sucre candi, en boire une demi-bouteille par jour et plus si c'est possible, peu et souvent. Cuire dans de l'eau pendant une demi-heure du mou de veau et des navets, y mettre un peu de sel, faire un peu fort, en prendre un bol à jeun pour se coucher, pendant 12 jours de suite. Beaucoup de bouillon de poule et un peu de bœuf, du bon vin aux repas.

172. Ce jeune homme a une poche de sang pourri dans la poitrine, et le sang est comme gluant sous les côtés, cela donne une grande fièvre nerveuse ; la maladie est très dangereuse, mauvaise ; il y a guérison mais il faudra plusieurs consultations. La moëlle de la tête est fatiguée, il ne reste plus de fièvre muqueuse, il faut discontinuer la musique pendant 2 mois, prendre une infusion de fleurs de houblon et séné à jeun pendant 4 jours, Dans la journée, tisane avec absinthe maritime, fleurs de millefeuille, aigremoine, bourrache pensée sauvage, en boire pendant 15 jours un litre par jour. Le soir pour se coucher prendre une infusion de verveine et feuilles de ronces 6 jours ; après ces 6 jours prendre également pour se coucher une cuillerée à bouche de sirop de mûres pendant 12 jours. Râper des carottes rouges juteuses. et mettre en cataplasme 6 nuits de suite sur le front, manger beaucoup de bouillon au cerfeuil, à l'oseille ; ne pas manger de viande de porc.

172 *bis.* Pour la jeune fille de 16 ans, le vésicatoire lui a été très nuisible, mais il y a remède. Prendre de la tisane avec serpolet, véronique, lichen , jeter de l'eau bien bouillante sur ces plantes, sucrer avec du sirop pectoral anglais la boire toujours tiède, un litre par jour pendant 12 jours ; se tenir bien chaud, cuire dans de l'eau des navets et du mou de veau pendant une heure, boire un bol de ce bouillon à jeun le matin pendant 8 jours. Frictionner le dos et la poitrine matin et soir avec de l'eau sédative. Voilà tout.

173. La maladie est très grave, mais il y a encore un peu d'espoir. Tous les pores de la gorge sont bouchés. Prendre une demi-bouteille de sirop de fumeterre, une cuillerée à bouche tous les matins. Dans la journée, tisane avec fleurs de fromageon, fleurs de guimauve, feuilles de ronces, capillaire, un peu de chacune, infusion, en boire 12 jours le plus possible, tiède. Plusieurs fois par jour, injections dans l'oreille avec de l'eau de guimauve. Amortir du séneçon dans du saindoux, mettre en cataplasme sur la gorge et l'oreille pendant 6 nuits de suite. Graisser le jour les douleurs avec de l'huile d'amandes douces. Il y a encore de l'espoir. Voilà tout. (V. 254, 255.)

RATE (Maladie de la).

174. Cette dame a la rate beaucoup gonflée, mais ça ne sera rien. Prendre une demi-bouteille de sirop de guimauve, une cuillerée à bouche le matin et une le soir pour se coucher. Dans la journée, tisane avec aigremoine, verveine, centaurée, infusion, sucrer cette boisson avec du sucre candi jaune, en boire pendant 12 jours un litre par jour. Frictionner les reins matin et soir avec de l'eau sédative. Voilà tout.

REINS (Maladie des).

175. Vous avez, madame, des douleurs névralgiques, le sang très faible, des glaires sur l'estomac, et les reins sont malades. Prendre la tisane suivante : capillaire, serpolet et menthe poivrée, infusion, en boire pendant 12 jours un litre par jour. Prendre de l'élixir de longue vie pour 1 franc, une cuillerée à café avant le repas de midi. Frictionner les membres deux fois par jour avec du vin aromatique. Faire chauffer un kilogr. de sel de mer dans un petit sac et le mettre sous vos reins 6 nuits de suite ; le même sel est bon pour les 6 nuits.

176. Les malaises que ce Monsieur ressent ne sont pas dangereux, c'est un peu l'air qui n'est pas bon, c'est général. Il faut manger de la salade de pissenlit, prendre beaucoup de bouillon de cerfeuil, mettre dedans un peu de Liebig. Tisane racine de guimauve, racine de patience, racine de chiendent, cuire 4 minutes, en boire 8 jours ; sucer souvent de l'orange. Frictionner les reins avec de la pommade camphrée; c'est un peu de courbature.

RHUMATISME. — GOUTTE

177. Cette dame tient de la goutte ; les nerfs sont beaucoup engourdis, mais il lui faut un grand repos ; il y a guérison en faisant exactement: Prendre une demi-bouteille de sirop de fumeterre, une cuillerée à bouche tous les matins ; dans la journée, tisane avec racine de bardane, racine de patience, racine de chicorée, racine de saponaire, cuire pendant 4 minutes, en boire un litre par jour pendant 15 jours. Frictionner les douleurs matin et soir avec de l'eau sédative ; frictionner la tête matin et soir avec du vinaigre mélangé d'un peu d'eau. Manger de la salade de pissenlit mélangée de cresson de fontaine. Voilà tout.

178. Le salicylate de soude a fait beaucoup de tort à ce jeune homme ; tous ses remèdes sont nuisibles. Je crains bien que ça gagne la moelle épinière, c'est dangereux. Il a aussi la poitrine très échauffée ; il y a encore un peu d'espoir. Prendre 8 grands bains, un tous les 2 jours ; mettre dedans 5 à 6 litres d'eau où aura cuit une poignée de feuilles de noyer. Tisane : arnica, petit chêne, verveine, racine saponaire, et racine de bardane, cuire 2 minutes, en boire un litre par jour pendant 15 jours. Faire tremper, pendant 48 heures, dans du bon vin, de la sauge, du serpolet, et frictionner les membres avec, matin et soir. sortir souvent au bon soleil pour exciter la transpiration, il y a beaucoup d'eau dans les os. Boire le soir avant de se coucher un bol de bouillon de mou de veau, de navets et d'escargots, 10 jours de suite. Revoir après ce traitement.

179. Pour cette dame il y a dans le talon un commencement de goutte, et une douleur nerveuse dans la jambe; il faut prendre des précautions. Amortir du séneçon dans du saindoux et mettre en cataplasmes 6 nuits de suite sur le talon. Mettre quelques gouttes d'alcool camphré dans de la graisse d'oie et graisser le talon et la jambe plusieurs fois par jour. Tisane : racine de patience et racine de bardane, cuire ensemble 4 minutes, en boire un litre par jour pendant 15 jours. Marcher le moins possible. Voilà tout.

180. C'est un commencement de goutte ; il y a de l'eau dans les articulations ; beaucoup de précautions à prendre. On pourra la guérir ; il ne faut pas de médicaments forts. Tisane de petit chêne, racine de bardane, arnica et seconde écorce de sureau, décoction 4 minutes, en boire pendant 10 jours un litre par jour. Jeter un peu d'eau bouillante sur du séneçon, de la verveine et des fleurs de chèvre-feuille, les mettre en cataplasmes 8 nuits de suite sur les douleurs. Faire de la pommade camphrée avec de la graisse d'oie et lui graisser les articulations avec cette pommade, plusieurs fois par jour. Voilà tout.

ŞANG (Maladies du).

181. 1ʳᵉ C. — Ce jeune homme a une décomposition du sang, une poche de matières dans le bas de la poitrine. Les maux de tête viennent de la faiblesse, elle pourrait lui amener la jaunisse, mais il y a remède en faisant exactement : Prendre 6 pilules antiglaireuses de Paul Gage, 3 à jeun 2 jours de suite et dans ces deux matinées boire plusieurs infusions de centaurée. Troisième jour, tisane : trèfle de ruisseau, bourrache, douce-amère et racine de chicorée, cuire ensemble 2 minutes, en boire pendant 12 jours le plus possible. Mettre tremper de la racine de gentiane jaune dans de l'eaù, mêler de cette eau dans du bon vin aux repas. Se laver souvent les yeux avec une infusion de fleurs de bluets. Cuire dans de l'eau des poireaux et des navets pendant une heure, mettre dedans du Liebig, ce qui le nourrira. Boire beaucoup de lait.

182. 2ᵐᵉ C. — Ce jeune homme n'a plus rien de dangereux ; il reste une inflammation dans les bronches. Tisane :

feuilles de ronces, aigremoine, feuilles de fromageon (petite mauve), et fleurs de bouillon blanc ; infusion. En boire dans la journée peu et souvent pendant 15 jours, sucrer cette tisane avec du miel rose. Prendre pour 1 franc de sirop de mûres, une cuillerée à café le soir pour se coucher, et prendre souvent un peu de sirop de framboises. Voilà tout.

183. La maladie de ce Monsieur est dangereuse, mais il y a encore de l'espoir. Ses mouchements sont très bons, car c'était du sang qui était corrompu dans le cerveau. Prendre de la tisane avec du capillaire, des feuilles de ronces, fleurs de reine-des-prés, de la racine de guimauve et racine de grande consoude ; cuire ces plantes pendant 3 minutes, en boire un litre par jour pendant 15 jours. Pressurer du citron dans de l'eau, mettre de cette eau dans du vin vieux aux repas. Couper du citron en roulettes et mettre en cataplasmes sur le front 6 nuits de suite. Voilà tout.

184. Cette dame a le sang très faible et très épais ; cela pourrait lui occasionner une attaque et une hydropisie de cœur ; il y a guérison. Prendre une demi-bouteille de sirop de salsepareille, une cuillerée à bouche à jeun tous les jours. Tisane de verveine, petite absinthe, arnica, bourrache et fumeterre. Jeter l'eau bouillante sur ces plantes, en boire 15 jours le plus possible. Frictionner tout le côté malade matin et soir avec de l'eau sédative. Prendre une cuillerée de sirop d'écorce d'orange amère pendant 12 jours. Se frictionner souvent le front avec du citron.

185. Pour cette dame il n'y a pas de remède, que du soulagement ; cela est même mortel, il n'y a plus de sang. Il ne lui faut pas de purgation, que des tisanes pour calmer les nerfs et remettre le sang. Tisane : racine de valériane, racine d'angélique, douce-amère et centaurée, cuire ensemble 2 minutes, en boire pendant 12 jours le plus possible. Jeter de l'eau bouillante sur de la verveine, mettre en cataplasmes 8 nuits de suite sur la tête. Frictionner les membres matin et soir avec du vin aromatique. Boire du bon vin, du bon bouillon. Pas de café.

185 *bis.* Ce pauvre malade est faible et a toujours du sang sous les côtes ; il se guérira, mais ce sera long. Avaler souvent dans la journée une cuillerée de graine de lin. Dans la journée tisane avec de la racine de guimauve, racine de grande consoude, capillaire et bourrache, un peu de chaque plante, cuire 3 minutes, en boire un litre par jour pendant 12 jours. Piler de la verveine, du persil et des feuilles de bardane, mettre en cataplasmes sur le côté pendant 6 nuits de suite. Le jour frictionner avec de la pommade camphrée. Voilà tout.

186. Pour ce Monsieur sa vie est en danger, son sang se décompose, on ne peut qu'un peu adoucir ses souffrances. Il faut lui faire boire du vin blanc, tisane faite avec des queues de cerises, de la racine de persil, des feuilles de chèvre-feuille, de la fleur de reine-des-prés, cuire 2 minutes, lui en faire boire le plus possible 15 jours. Cuire des poireaux et des asperges une demi-heure dans de l'eau, boire ce bouillon le matin à jeun pendant 12 jours. Faire amortir dans un peu d'eau de la foireuse (herbe qui vient dans les jardins), en mettre en cataplasme sur la poitrine 2 nuits de suite (très grave).

187. La position de notre jeune homme ne s'est pas sensiblement améliorée ; le sang est toujours en décomposition, les glaires s'accumulent dans la poitrine. Le pauvre garçon se tourmente beaucoup, ce qui aggrave encore son état. On guérira la plaie du côté, mais la poitrine se guérira-t-elle ? Je ne puis en répondre tout en conservant encore un peu d'espoir. Son traitement sera continué ainsi : Tisane racine de saponaire, racine de patience, racine de bardane, verveine. Laisser bouillir 3 minutes et infuser un quart d'heure. Boire chaque jour un litre de cette tisane pendant 15 jours. Simultanément pendant 10 jours, le matin à jeun, faire cuire pendant une heure du mou de veau, des navets et des carottes, avaler un grand bol de ce bouillon. Pour la plaie, jeter dans l'eau bouillante une poignée de verveine, de séneçon et de cresson, en faire un cataplasme qu'on appliquera sur le côté pendant 12 nuits de suite, en renouvelant les plantes bien entendu. De jour lotionner la plaie avec de l'huile d'œufs additionnée de teinture d'arnica. Comme régime ne pas l'engager à manger beaucoup de viande, qu'il ne désire pas du reste. Espérons encore un peu.

188. 17 septembre 1886. — Cette dame a une poche de sang qui se porte sous le nombril ; cela la brûle comme de l'huile sur du feu ; c'est très dangereux, cela bouche tous les vaisseaux de la digestion et pourrait amener une gastralgie ; il y a guérison. Il faut une demi-bouteille de sirop

de rhubarbe, une cuillerée à bouche tous les matins à jeun.
Dans la journée tisane avec armoise, douce-amère, feuilles
de chicorée, mélisse et verveine, cuire 2 minutes, en boire
12 jours un litre par jour. Mettre des cataplasmes de farine
de lin sur le ventre 6 nuits de suite. Manger souvent de la
salade de cresson, y mettre beaucoup d'ail.

189. 25 janvier 87. — Les boutons qui apparaissent sur
le corps de cette personne sont simplement un effet des
remèdes. Il n'y a pas lieu de s'en effrayer malgré l'irritation
qu'ils produisent. La constipation est produite par des
boyaux qui se croisent et s'entortillent près de l'estomac et
qui empêchent la libre circulation des gaz. Nous la combat-
trons en prenant chaque matin une seule pilule antiglaireuse de Paul Gage. Dans la journée la tisane suivante :
pensée sauvage, bourrache, cumin des prés et racine de
chicorée, cuire 2 minutes et infuser un quart d'heure.
En boire le plus possible dans la journée, peu et souvent.
Pendant 6 nuits de suite appliquer sur la poitrine un cataplasme de farine de lin pour aider à déboucher l'estomac.
Manger souvent de la soupe au cerfeuil, aux navets. Cuire
de petits pruneaux noirs (ce sont les préférables) et en boire
le jus. Ce traitement est pour 15 jours ; je pense que votre
malade se verra grandement soulagée.

190. Pour cette dame ce n'est pas encore le retour
d'âge c'est le sang qui est échauffé dans le bas de la poitrine, et qui occasionne ce grand échauffement. L'eau
chaude dans le vase ne peut rien faire de bien. Une cuillerée à café d'élixir de longue vie une demi-heure avant le
repas de midi. Faire cuire du cerfeuil, des poireaux et
navets pendant une demi-heure, en prendre une tasse à
jeun pendant 8 jours. Tisane : pensée sauvage, bourrache,
mauve, en boire 15 jours toujours douce (tiède). Cataplasmes de farine de lin au bas de la poitrine 6 nuits de
suite.

191. Pour ce jeune homme le sang est malade, beaucoup
en éruption, cela pourrait lui amener une fistule, mais il y
a guérison. Prendre 4 cuillerées d'élixir tonique antiglaireux de Paul Gage, 2 cuillerées à jeun 2 jours de suite et
pendant ces matinées boire de temps en temps une infusion
de tilleul. Le troisième jour tisane de verveine, aigremoine,
centaurée et bourrache, infusion, en boire un litre par
jour pendant 12 jours. Jeter de l'eau bouillante sur des

fleurs de bluets, fleurs de lys et du cerfeuil, se laver souvent les yeux dans la journée avec cette eau. Piler de la verveine, en mettre un cataplasme sur le côté.

192. Cette fillette, un peu gâtée par sa maman, voudrait qu'on lui ordonne de ces bons sirops sucrés, parfumés et si appétissants, qui ornent les boutiques des pharmaciens. Hélas, la pauvre enfant se trompe d'adresse. Nous tâcherons cependant de la servir selon ses goûts. Je lui trouve simplement le sang fatigué et un peu saisi, mais rien de dangereux. Que sa maman soit sans inquiétude, la santé reviendra bientôt, mais il faudra boire nécessairement. Prendre une demi-bouteille de sirop de raifort iodé, en boire une cuillerée tous les matins à jeun. Dans la journée, tisane de douce-amère, racine de chicorée, petite absinthe, fleurs de millepertuis, écorces d'oranges amères, cuire deux minutes et infuser une demi-heure, en boire peu à la fois, mais souvent pendant 12 jours. Aux repas exprimer le jus d'un citron dans l'eau et mêler avec le vin. Manger souvent de la soupe aux poireaux, aux herbes. Pour la fortifier, opérer des frictions matin et soir sur les épaules et la colonne vertébrale avec du vin aromatique. Dans le même but, préférer pour elle le poisson de mer à la viande ordinaire. Faire de fréquentes promenades mais courtes pour éviter la fatigue. J'espère que dans 15 jours mademoiselle sera forte et bien rétablie.

193. Le jeune homme de Bretagne, âgé de 22 ans, était atteint d'une bronchite ; l'opération qu'on lui a fait subir a été très nuisible, elle a provoqué une éruption générale du sang et amené les humeurs dans la partie malade. Son état est réellement dangereux et je ne garde un peu d'espoir de le sauver qu'à la condition que les remèdes seront exactement suivis. Pendant 6 nuits de suite appliquer sur la ceinture un cataplasme de feuilles de verveine qui aura infusé dans l'eau bouillante. Le jour graisser la plaie avec de la teinture d'arnica. Boire pendant 15 jours un litre de la tisane suivante : fleurs de houblon, verveine, millepertuis et centaurée, jeter une pincée de chacune de ces plantes dans un litre d'eau bouillante et laisser infuser un quart d'heure. Manger souvent de la soupe aux herbes. Un grand repos est indispensable pendant cette quinzaine. Il nous faudra voir l'effet produit par ce premier traitement.

194. Pour cette maladie c'est le sang faible et manque

de fer, cela vous fatigue beaucoup les nerfs, et dans le bas de la poitrine des glaires échauffées ; il y a guérison. Faire cuire poireaux et navets dans de l'eau pendant une demi-heure, en prendre une tasse à jeun pendant 10 jours. Prendre l'élixir de longue vie pour 1 franc, une cuillerés à café un quart d'heure avant le repas de midi. Tisane : seconde écorce de saule, douce-amère, bourgeons de sapin, bois de réglisse et feuilles de chicorée, cuire 4 minutes, en boire 12 jours le plus possible. Jeter de l'eau bouillante sur un peu de racine de gentiane jaune, délayer un peu de cette eau dans du bon vin aux repas.

195. Il y a du sang caillé qui se porte sur le côté, les nerfs faibles, c'est ce qui occasionne la fièvre nerveuse, rien de dangereux. Tisane avec armoise, feuilles chicorée, arnica, petite absinthe, sucrer avec sirop d'écorces d'oranges amères, en boire 10 jours un litre par jour. Faire infuser de la cannelle et de la fleur de millefeuille dans un litre de bon vin, infuser 2 jours, puis en prendre un verre à Bordeaux dans la matinée et un dans l'après-dîner. Le soir pour se coucher prendre une infusion de fleurs de reine-des-prés et feuilles d'hysope pendant 6 jours.

196. Il faut prendre beaucoup de précautions, il y a du sang caillé dans la poitrine et dans les côtes ; cela deviendrait une mauvaise fièvre, mais on peut guérir. Tisane avec scabieuse, fleurs de millefeuille, aigremoine, fleurs de bluets, trèfle de ruisseau, une pincée de chacun, sucrer avec du sirop de capillaire, en boire pendant 12 jours le plus possible et toujours tiède. Jeter de l'eau bouillante sur de la menthe poivrée, y ajouter du jus de citron, en boire un verre tous les jours une demi-heure avant le repas de midi, pendant 8 jours. Cuire dans de l'eau du bois de réglisse et de la douce-amère pendant 4 minutes, boire de cette eau avec du bon vin vieux aux repas pendant un mois.

197. Pour cette jeune fille il n'y a plus de sang. Prendre une demi-bouteille de sirop antiscorbutique, une cuillerée à jeun tous les jours. Tisane de petite absinthe, mélisse, fleurs de millepertuis, centaurée, infusion, en boire 15 jours le plus possible. Boire du bon vin aux repas et dans son verre y mettre une boule d'acier, la laisser constamment dedans. Boire beaucoup de lait sortant du pis de la vache ; faire de bonnes promenades. Le soir prendre un peu d'eau sucrée avec quelques gouttes de cognac.

198. Ce Monsieur a du sang caillé qui se trouve entre les côtes ; çà deviendrait une tumeur, mais il y a guérison. Piler de la verveine fraîche avec des feuilles de bardane, en mettre en cataplames 6 nuits de suite sur le côté. De jour graisser avec de la pommade camphrée. Tisane avec aigremoine, absinthe maritime, racine de guimauve, cuire 4 minutes un peu de chaque plante, en boire un litre par jour pendant 10 jours. Voilà tout.

199. Cette douleur vient d'un effort; c'est du sang qui est caillé, il y a guérison. Tisane : absinthe maritime, arnica, verveine, en boire 6 jours un litre par jour. Faire amortir de la verveine dans du bon vin, en mettre en cataplasmes 8 nuits de suite sur la douleur ; de jour frictionner avec de l'eau sédative également pendant 8 jours.

200. Cette jeune personne a une éruption de sang qui se porte dans la tête ; si on ne soignait pas, cela dégénérerait en humeurs froides ; il y a guérison. Tisane : douce-amère, seconde écorce de chêne, seconde écorce de saule, arnica, en boire un mois le plus possible. Jeter de l'eau bouillante sur des fleurs de bluets, capillaire, fleurs de roses de Provins, un peu d'alun en poudre, se laver plusieurs fois par jour les yeux et le nez avec cette eau pendant 15 jours. Piler du persil et du cerfeuil, en mettre en cataplasmes 6 nuits de suite sur les yeux et le nez.

201. C'est une éruption de sang qui se reporte à la tête, cela pourrait dégénérer en tumeur si on ne soignait pas ; il y a guérison en faisant exactement ce que voici : il faut une demi-bouteille de sirop de salsepareille, une cuillerée à bouche tous les matins à jeun. Dans la journée tisane avec douce-amère, racine de chicorée, racine de patience, cuire 2 minutes, en boire 15 jours un litre par jour. Cuire dans de l'eau du persil, du cerfeuil, des fleurs de bluets, du capillaire, cuire 2 minutes, se laver la figure deux fois par jour avec cette eau pendant 8 jours. Le soir pour se coucher se graisser le nez et la figure avec de la teinture d'arnica ; dans 12 jours se laver la figure avec de l'eau, y ajouter de l'eau de Cologne.
(*Voir 201 bis*).

201 *bis*. Il y a comme un commencement de tumeur par une boule de sang qui se porte sous les côtes, une autre boule de sang à côté du ventre ; il y a guérison en soignant immédiatement. Il faut prendre 6 cuillerées à bouche d'élixir de Paul Gage, 2 à jeun 3 jours de suite, ces 3 matinées prendre du bouillon de cerfeuil, le quatrième jour tisane, verveine, capillaire, racine guimauve, racine fraise, feuilles de fromageon, en boire 15 jours un litre par jour. Frictionner les grosseurs matin et soir avec de l'eau sédative, aussi pendant 15 jours. Manger beaucoup de soupe aux poireaux, revoir après ce traitement,

(V. C. 256, 257, 258).

SCROFULES

202. Ce mal, à la figure, est une humeur froide, il y a guérison ; il faut purger le sang, une demi-bouteille de sirop de salsepareille, une cuillerée à bouche tous les matins à jeun ; dans la journée, tisane avec fleurs de houblon, feuilles de chicorée, pensées sauvages, boire 15 jours un litre par jour. Prendre de la ciguë, du cerfeuil, de la graine de millepertuis, les piler ensemble, en mettre en cataplasmes 8 nuits de suite sur le mal, et le jour pommade faite avec un quart de beurre frais, une pincée de précipité rouge, quelques gouttes d'huile de ricin, se graisser plusieurs fois par jour avec cette pommade pendant 15 jours. Revoir après ce traitement.

203. Cette dame a un commencement d'humeur froide et beaucoup d'humeurs dans le sang. Il faut prendre une demi-bouteille de sirop antiscorbutique, une cuillerée à bouche tous les matins ; dans la journée tisane avec fumeterre, bourrache, pensée sauvage, infusion, en boire un litre par jour pendant 15 jours. Amortir du séneçon dans du saindoux, en mettre en cataplasmes 6 nuits de suite sur la joue ; de jour graisser avec de la teinture d'arnica. Voilà tout.

TÊTE (Mal de).

204. Pour cette maladie, le sang est beaucoup mélangé d'humeurs ; le mal de tête deviendrait dangereux, mais il y

a remède. Prendre une demi-bouteille de sirop de fume-
terre, une cuillerée à bouche tous les matins ; dans la journée tisane faite avec de la racine de saponaire, racine de fraise, racine de chiendent, de la douce-amère et du bois de réglisse, cuire tout cela pendant 4 minutes, en boire un litre par jour pendant 15 jours. Prendre de temps en temps un bain de pieds dans lequel on mettra une poignée de sel. Ajuter (pressurer) du citron dans du vinaigre et autant d'eau, se laver souvent la figure et le front avec ce mélange.

205. Cette petite fille est beaucoup malade ; la moelle de la tête est comme de l'écume de mer, mais il y a espoir. Couper des carottes rouges bien juteuses et en mettre en c ataplasme 8 nuits de suite sur le front. Dans la journée laver le front avec un peu d'eau de Cologne étendue d'un peu d'eau. Tisane avec de la bourrache, pensée sauvage, un peu de cumin des prés, infusion, en boire pendant 12 jours. Pressurer du citron dans de l'eau, mettre de cette eau dans le vin aux repas. Beaucoup de cerfeuil dans la soupe. Voilà tout.

206. Ce jeune homme a le sang bien glaireux et beaucoup d'échauffure dans la moelle de la tête. La maladie est dangereuse, mais il y a encore guérison en faisant les remèdes bien exactement. Prendre une bouteille de sirop de salsepareille, une cuillerée à bouche tous les matins à jeun, dans la journée tisane racine de persil, racine de saponaire, racine de valériane, un peu de serpolet, cuire 2 minutes, en boire pendant 15 jours le plus possible. Mettre tremper pendant 3 jours dans un litre de bon vin de la petite absinthe et de l'absinthe marine, en prendre un verre à Bordeaux dans la matinée et un verre l'après-midi. Mettre tremper dans du bon vin de la sauge et du romarin, lui frictionner les membres pendant 5 minutes avec ce vin. Souvent de petites promenades au grand air.

207. Pour cette demoiselle, c'est une éruption de sang qui se porte à la tête, plus tard, cela pourrait lui amener un érésipèle, mais on peut la guérir. Qu'elle prenne une demi-bouteille de sirop de fumeterre, une cuillerée à bouche tous les matins à jeun ; dans la journée tisane de racine de bardane, racine de patience, racine de saponaire, cuire ces plantes 2 minutes, en boire un litre par jour pendant 12 jours. Amortir du cresson de fontaine dans du saindoux,

mettre un cataplasme 6 nuits de suite derrière les oreilles ;
de jour, graisser avec de la teinture d'arnica. Jeter de l'eau
bouillante sur des fleurs de bluets, fleurs de lis, se laver
souvent les yeux avec cette eau dans la journée. Qu'elle
mange beaucoup de soupe au cerfeuil.

208. 1re C. Pour cette jeune fille, la maladie n'est
nullement dangereuse, et cela ne sera pas long à guérir.
Ses maux de tête sont occasionnés par ses dents et par sa
trop grande faiblesse. Prendre de la tisane de pas-d'âne et de
violettes, d'argentine et de pensée sauvage, en boire de
temps en temps. Faire cuire de la racine de guimauve dans
de l'eau pendant 4 minutes, en prendre une tasse le soir
pendant 8 jours. Prendre du vin de Colombo, 2 verres à
Bordeaux par jour.

209. 2° C. Le sang est très bon, soyez sans inquiétude, ces deux fois réglée prouvent que le sang est plus
fort, les pâles couleurs ne sont rien. Continuer le vin de
Colombo. Cuire des tripes d'animaux et se laver souvent
les mains dans cette eau, en prendre aussi des bains de
mains dans la journée, surtout le soir avant de se coucher.
Amortir du séneçon dans du saindoux et mettre en cataplasme pour la nuit sur la grosseur du cou. Tisane : racines de guimauve, de chicorée et de grande consoude, cuire
3 minutes, en boire pendant 10 jours le plus possible.

210. Pour ce Monsieur, il n'y a rien de dangeureux,
ses douleurs de tête sont occasionnées par la faiblesse du
sang, c'est un peu nerveux. Jeter de l'eau bouillante sur
de la verveine, ajouter sur la verveine un peu de beurre
frais et lui mettre en cataplasme sur le front pour la nuit ;
renouveler le cataplasme tous les jours. Se frictionner la
tête plusieurs fois dans la journée avec de l'huile de ricin
mélangée d'huile d'amandes douces. Tisane : trèfle d'eau,
fleurs de millefeuille, fumeterre, bourrache, infusion, une
pincée de chacun pour un litre d'eau à boire par jour pendant 15 jours. Respirer souvent le grand air.

211. Pour ce malade, c'est une irruption d'eau et
d'humeur qui se porte dans le cerveau ; il faut prendre des
précautions, la maladie deviendrait dangereuse ; ça provient un peu de son état et de courants d'air. Il ne faut pas
qu'il se lave les mains à l'eau fraîche, surtout en transpiration, ça pourrait se reporter à la poitrine. Prendre 4 cuil-

lerées d'élixir anti-glaireux de Paul Gage, 2 cuillerées à bouche à jeun deux jours de suite, délayées dans un peu d'eau sucrée et dans ces deux matinées boire du bouillon à l'oseille. Tisane : trèfle d'eau, argentine, pariétaire, centaurée, verveine, infusion, en boire 15 jours un litre par jour. Boire une infusion de fleurs de houblon, le soir pour se coucher, pendant 8 jours. Jeter un peu d'eau bouillante sur des fleurs de sureau et de séneçon, en mettre un cataplasme 6 nuits de suite sur le front. Faire cuire de la racine de guimauve dans de l'eau et respirer souvent de cette eau par le nez, pendant 15 jours. Manger souvent du cresson de fontaine et de la salade de pissenlit.

(V. C. 259).

211 *bis*. Ce monsieur a beaucoup d'échauffement dans les intestins et de la fièvre nerveuse ; il n'y a rien de dangereux. Prendre de la rhubarbe pour 40 centimes, une pincée dans la première cuillerée de bouillon à midi. Tisane de douce-amère, racine de chicorée, pensée sauvage, fumeterre, cuire 2 minutes, en boire 15 jours et en mettre dans le vin aux repas. Pour la tête, le cerveau est beaucoup fatigué ; découper du citron, mettre en cataplasme 6 nuits de suite sur le front ; laver le front plusieurs fois dans la journée avec du vinaigre étendu d'eau. Ajuter un citron dans de l'eau, délayer encore de cette eau dans le vin aux repas. Manger beaucoup de soupe aux herbes, beaucoup de poireaux.

VERS INTESTINAUX

212. 28 janvier 1886. — Cette jeune fille a un peu de fièvre de croissance, en même temps 11 grands vers qui lui tirent l'estomac ; les bronches sont un peu fatiguées, mais il n'y a rien de dangereux. Elle n'a pas eu d'angine, c'est une fatigue des bronches et les vers qui lui remontent à la gorge. La tisane qu'on lui a donnée lui a fait du bien ; il ne faut pas d'huile de foie de morue. Une demi-bouteille de sirop de raifort iodé, à prendre une cuillerée à bouche tous les matins à jeun ; dans la journée, tisane avec fleurs de pêcher, aigremoine, feuilles de ronces et coriandre ; jeter l'eau bouillante sur ces plantes, en boire pendant

12 jours un demi-litre par jour. Acheter pour 0 fr. 10 centimes de graine à vers à prendre en 6 jours, lui en donner une bonne pincée dans un peu de confitures le soir pour se coucher.

(Résultat : 10 lombrics ont été évacués).

213. 19 mars 1887. — Cette jeune fille est encore sous l'influence de cette maudite vermine. C'est particulièrement un ver de forme étrange, gros et court qui la tourmente, il faut absolument le détruire. Deux jours de suite le matin à jeun jeter de l'eau bouillante sur une bonne pincée de santoline et la lui faire avaler. Dans un demi-litre de vin faire tremper pendant 24 heures une bonne pincée d'absinthe marine et une pincée de semen contra, boire un verre à Bordeaux de ce vin une demi-heure avant le repas de midi et une demi-heure avant le repas du soir. Dans la journée, pendant 8 jours, des infusions de pensée sauvage. Manger beaucoup d'ail en salade et sous toute autre forme. (Résultat : évacuation du 11° ver).

214. Le petit garçon a beaucoup de glaires sur la poitrine qui sont formées par de petits vers, ça lui donne souvent un peu de fièvre nerveuse. Prendre de l'élixir de longue vie pour 1 franc, une cuillerée à café avant le repas de midi. Jeter de l'eau bouillante sur un peu de coriandre et de semen contra, en boire un verre à jeun le matin pendant 5 jours. Jeter de l'eau bouillante sur un peu de petite absinthe, un peu de fleurs de pêcher, en boire 12 jours le plus possible. Après cela il grandira à vue d'œil.

215. Pour cette jeune fille, elle a beaucoup de petits vers qui se portent dans les bronches ; c'est une chose extraordinaire, il y a guérison. Lui faire prendre pendant 2 jours à jeun le matin une infusion de santoline ; dans la journée tisane avec fleurs de pêcher, absinthe maritime, lichen, serpolet, une pincée de chaque plante, infusion, en boire pendant 8 jours le plus possible. Lui frictionner la poitrine matin et soir avec de la pommade camphrée. Beaucoup de salade aux pissenlits avec beaucoup d'ail dessus.

216. Pour ce jeune homme, la maladie est très mauvaise, il y a un engorgement de glaires au cœur et dans les bronches, cela forme comme de la toile d'araignée, çà provient de mauvais vers rouges ; le gonflement aux pieds, c'est la faiblesse du sang. Prendre une demi-bouteille de sirop de raifort iodé, une cuillerée à bouche tous les matins, dans la journée tisane avec fleurs de violette, fleurs de pas-d'âne, petite absinthe, fleurs de pêcher ; jeter l'eau bouillante sur ces plantes, en boire pendant 15 jours le plus possible. Jeter de l'eau bouillante sur de la fleur de reine-des-prés, en boire un verre pour se coucher pendant 8 jours. Un peu de distraction.

217. 1re C. — Pour la petite fille de cinq ans, c'est dangereux ; elle n'a presque point de sang, les intestins sont malades et elle a une quantité de petits vers qui lui remontent dans la poitrine et qui la rongent, cela lui amènerait des convulsions ; en prenant des précautions on peut la sauver. Prendre une demi-bouteille de sirop de raifort iodé, une cuillerée à bouche tous les matins ; dans la journée, tisane avec fleurs de pêcher, fleurs de violette, petite absinthe, un peu de graine de coriandre, jeter l'eau bouillante sur ces plantes, lui en faire prendre dans la journée pendant 15 jours peu et souvent. Matin et soir lui graisser la poitrine et le ventre avec de la pommade camphrée. Frictionner les membres matin et soir avec du vin aromatique. Voilà tout.

218. 2° C. — Pour cette petite fille, il reste encore quelques petits vers. Prendre pendant 3 jours à jeun, une infusion de barbotine (tanaisie) ; dans la journée tisane bois de réglisse, douce-amère, racine de chicorée, un peu de racine de fraise, faire bouillir 4 minutes, en boire un demi-litre par jour, pendant 15 jours. Mettre tremper une pincée de quassia amara dans un litre de bon vin, en boire un verre à bordeaux dans la matinée et un autre dans l'après-dîner.

219. 3° C. — Pour la petite fille ses vers sont partis en pourriture, mais il reste encore un peu d'œufs. Il faut lui faire manger beaucoup de salade aux pissenlits avec beaucoup d'ail dedans. Faire beaucoup de promenades. Prendre une demi-bouteille de sirop antiscorbutique, une cuillerée à bouche tous les matins ; dans la journée tisane avec des fleurs de pêcher, un peu de pensée sauvage, un peu de mélisse, infusion, lui en faire boire pendant 12 jours le plus possible. Frictionner souvent le ventre avec un peu de pommade camphrée. Voilà tout.

220. Pour cet enfant, il a des glaires et des vers ; il n'y
a rien de dangereux en prenant les remèdes exacts. Lui
faire prendre 20 grammes de sirop de chicorée, une cuillerée à jeun tous les jours. Tisane petite absinthe, un peu de
centaurée, fleurs de camomille, quelques graines de coriandre, infusion, lui en faire boire 8 jours et manger de la
panade, des œufs.

(V. 260, 261, 262).

YEUX (Maladie des).

221. Ce monsieur a un peu d'éruption dans les yeux,
cela vient d'un courant d'air. Prendre 6 bains de pieds, un
tous les 2 jours, mettre dedans une poignée de sel, y rester
20 minutes. Tisane : racine de patience, racine de chicorée,
douce-amère, un peu de seconde écorce de sureau, cuire
2 minutes, en boire pendant 8 jours. Prendre des feuilles
rondes de haut plantain, fleurs de bluets et capillaire, cuire
une seconde, se laver souvent les yeux dans la journée
avec cette eau et continuer pendant un certain temps. Piler
de la laitue et du cerfeuil, en mettre en cataplasme 3 nuits
de suite sur les yeux.

CHAPITRE III

Lettres et Consultations.

Madame Kelsch, j'ai maman qui est malade, je vous envoie une mèche de ses cheveux ; ayez je vous en supplie, s'il en est temps encore, la grande bonté de me suggérer le remède pour la guérir. Si vous savez ce qu'est le cœur d'une mère pour ses enfants, vous savez aussi quelle grande doit être la reconnaissance d'une enfant pour la meilleure des mères ; s'il vous est possible de pouvoir la guérir, toute ma vie je vous en serai reconnaissante. Réponse s'il vous plaît, le plus vite possible car je l'attends avec impatience.

222. Cette dame a une grande inflammation dans le ventre, cela lui remonte dans la poitrine, puis le sang beaucoup échauffé, cela deviendrait dangereux si on ne soignait pas, mais il y a remède. Une demi-bouteille de sirop de raifort iodé, une cuillerée à bouche tous les matins à jeun ; dans la journée, tisane fleurs de reine-des-prés, fleurs de millefeuille, arnica, verveine, racine de bardane, cuire 2 minutes, en boire un litre par jour pendant 12 jours. Mettre tremper une bonne pincée de copeaux de quassia amara 24 heures dans un litre de bon vin, en prendre un verre à liqueur avant le repas de midi et le soir même chose.

*\
* *

Madame, je vous écris au sujet de mon père qui souffre horriblement du ventre depuis 15 jours. Les médecins n'y connaissent pas grand'chose ; je vous prie de faire votre possible et de me répondre aussi vite, car vous jugez comme nous sommes inquiets.

223. Ce monsieur a les boyaux croisés, ils deviennent rouges, cela donne de l'inflammation dans les intestins, cela remonte aussi jusqu'au milieu de la poitrine ; il y a guérison. Faire amortir de la verveine et des poireaux dans du saindoux et mettre en cataplasme 4 jours et 4 nuits sur le ventre, changer matin et soir. Après ces 4 jours frictionner le ventre avec de l'huile de millepertuis pendant 8 jours 2 fois par jour ; dans la journée tisane aigremoine, verveine, feuilles de fromageon, mélisse, en boire 10 jours le plus possible. Faire infuser de la petite absinthe dans de l'eau-de-vie, laisser infuser 24 heures, en prendre un verre à liqueur dans un verre d'eau sucrée le soir pour se coucher pendant 10 jours.

****

Madame, je m'adresse à vous au sujet d'une personne malade. Je voudrais connaître sa maladie, s'il y a remède, et vous prie de m'indiquer ce qu'il y aurait à faire.

224. Pour cette dame, la maladie est très dangereuse, il y a espoir de la sauver. Elle a une inflammation dans le corps, un engorgement dans la poitrine, et le sang pauvre. Il faut 4 cuillerées à bouche d'élixir de Paul Gage, 2 à jeun deux jours de suite ; ces deux matinées prendre du bouillon de cerfeuil, le troisième jour tisane racine fraise, racine chicorée, racine guimauve, racine patience, cuire ensemble quelques minutes, en boire 12 jours, un litre par jour, sucrer cette tisane avec du sirop d'écorce d'orange amère. Manger beaucoup de soupes aux poireaux, comme légume, des navets. Un peu de bon vin aux repas.

****

Madame, veuillez je vous prie bien examiner cette personne et me dire ce qu'elle a, en donnant les moyens de la soulager sinon de la guérir.

225. Il y a des glaires sur les rognons et de l'inflammation dans le ventre, il y a guérison. Prendre une demi-bouteille de sirop de salsepareille, une cuillerée à jeun tous les jours. Tisane : aigremoine, argentine, verveine, scabieuse, infusion, sucrer avec du sirop d'écorce d'orange amère, en boire 10 jours un litre par jour. Mettre tremper pendant 3 jours dans un demi-litre de vin vieux, un peu d'absinthe maritime, en prendre un verre à bordeaux avant le repas du midi et le repas du soir.

*
* *

Madame, nous venons vous adresser une humble demande pour une jeune fille de 18 ans, qui est bien malade voici cinq semaines.

226. Pour cette demoiselle, le cœur, les bronches sont engorgés de glaires et le sang mélangé d'eau, il reste neutre ; cela deviendrait dangereux si on ne soignait pas. Prendre 4 cuillerées d'élixir de Paul Gage, 2 à jeun 2 jours de suite, délayé dans un peu d'eau sucrée, le troisième jour, tisane : de l'armoise, petite absinthe, centaurée, verveine, infusion, en boire 12 jours le plus possible. Faire cuire des carottes et navets dans de l'eau pendant une demi-heure, en prendre une tasse le soir pendant 8 jours.

*
* *

Madame, veuillez je vous prie avoir l'obligeance de me donner une consultation ; oserai-je vous prier de vouloir bien aussi voir un peu pour ma mère. Recevez ma chère dame mes remercie-ments.

227. Vous avez de l'échauffure à la matrice, le sang est faible, souvent des glaires à la poitrine, rien de dangereux. Une demi-bouteille de sirop de raifort iodé, une cuillerée à bouche tous les matins à jeun ; cuire dans de l'eau des poireaux et des navets, boire de ce bouillon pour se coucher, 8 jours ; dans la journée, tisane de douce-amère, racine de guimauve, racine de chicorée, capillaire, en boire 10 jours un litre par jour.

227 *bis*. Votre mère a beaucoup d'eau dans le sang, elle est très faible, on ne peut pas la guérir, mais la soula-ger. Poudre de rhubarbe pour 40 centimes, une pincée dans la première cuillerée de bouillon à midi, tisane fleurs de reine-des-prés, seconde écorce de sureau, racine de fraise, cuire 2 minutes, en boire 15 jours, le plus possible.

*
* *

Madame, nous avons à la maison une dame de nos amies qui est malade depuis plus d'un an ; elle souffre beaucoup et aucun remède ne parvient à la soulager. Veuillez lui répondre le plus tôt possible ce qu'elle a, et ce qu'il faut faire pour la tirer de ce triste état.

228. Pour cette dame, il y a guérison ; elle a pris beaucoup de médicaments qui lui ont fait du tort ; cela lui a fatigué le sang et donné de l'échauffure dans la poitrine et à la matrice. Une demi-bouteille de sirop de raifort iodé, une cuillerée à bouche tous les matins à jeun ; dans la journée, tisane fleurs d'orties blanches, fleurs de pas-d'âne, fleurs de violettes, fleurs de reine-des-prés, sucrer avec sirop d'écorce d'orange amère, en boire 12 jours un litre par jour. Cuire dans de l'eau des poireaux et des bourgeons de sapin une demi-heure, boire une tasse de cette boisson le soir pour se coucher, pendant 10 jours.

*
* *

Madame, je vous écris à l'occasion de la maladie de maman, si vous pouvez lui porter secours, depuis cinq ans qu'elle est malade. Je vous envoie une mèche de cheveux.

229. Pour cette dame il y a guérison : le sang est beaucoup enflammé et cela fait mal aux nerfs, une poche de bile qui se porte au-dessous de la poitrine, et la matrice gonfle souvent. Il faut 6 pilules de Paul Gage, 3 à jeun deux jours de suite ; ces deux matinées prendre du bouillon de poireaux, le troisième jour tisane verveine, fleur de chardon bénit, capillaire, argentine, pariétaire, en boire 12 jours le plus possible. Prendre beaucoup de bouillon de poule, y mettre beaucoup de poireaux ; mélanger de l'eau de gentiane avec le vin aux repas. Revoir après ce traitement.

*
* *

Madame veuillez je vous prie me donner une consultation, voyez toute ma personne, je vous promets de suivre exactement ce que vous m'indiquerez. Soyez assez aimable pour me répondre au plus vite.

230. Cette dame a le sang beaucoup malade et mélangé d'humeur, beaucoup d'échauffure dans la poitrine et à la

matrice, il y a guérison. Une demi-bouteille de sirop de raifort iodé, une cuillerée à bouche tous les matins à jeun ;
dans la journée, tisane scabieuse, trèfle de ruisseau, fleur
de chardon bénit, arnica, sucrer avec du sirop d'écorce
d'orange amère, en boire 12 jours un litre par jour. Cuire
dans de l'eau des navets, des poireaux et bourgeons de
sapin, une demi-heure, boire un litre de cette boisson le
soir pour se coucher, 10 jours. Manger du cresson en salade,
y mettre beaucoup d'ail.

*
* *

Madame, je vous envoie les cheveux d'une personne malade.
Veuillez je vous prie me dire la maladie qu'elle a, et m'indiquer
ce qu'il faut pour la guérir.

231. Pour cette personne, c'est une inflammation à la
matrice et autour du foie, le sang faible ; il n'y aura rien
de dangereux en faisant les remèdes. Prendre 4 cuillerées à
bouche d'élixir de Paul Gage, 2 à jeun 2 jours de suite ;
ces 2 matinées prendre du bouillon de navets ; le troisième
jour, tisane centaurée, fleurs de pas-d'âne, fleurs de millefeuille, arnica, capillaire, sucrer avec du sirop d'écorce
d'orange amère, en boire 12 jours un litre par jour. Cuire
dans de l'eau des carottes et des poireaux une heure,
boire un bol de ce bouillon le soir pour se coucher, 8 jours
boire du bon vin aux repas.

*
* *

Madame, s'il est possible d'obtenir la guérison de ma femme
qui est toujours mal portante depuis un an je vous envoie de ses
cheveux. Veuillez avoir la bonté de vouloir bien me rendre ce
grand service qui me fera beaucoup plaisir en me répondant ce
qu'il faut lui faire.

232. Cette dame souffre d'un sang glaireux et d'un échauffement à la matrice et à la poitrine ; cela pourrait dégénérer en gastrite. Trois jours de suite, deux pilules antiglaireuses de Paul Gage ; bouillon de navets dans la matinée ;
le quatrième jour tisane, 12 jours, verveine, fleurs de chardon bénit, racine de fraisier, racine de patience, soupe aux
poireaux deux fois par jour.

*
* *

Ma chère dame. Je souffre depuis longtemps et je ne sais
qu'est-ce que j'ai, et comme j'ai entendu parler de vous pour
guérir bien des maladies, j'ai l'honneur de m'adresser à vous
pour vous demander si vous pouvez me guérir ou me soulager, et
me dire quelle maladie qui me tourmente.

233. Le sang est très faible ; la matrice déplacée sur le
côté occasionne des étouffements dans le bas de la poitrine,
mais rien de sérieusement attaqué. Elixir de longue vie
pour 1 franc, une cuillerée à café une demi-heure avant le
repas de midi. Quatre lavements de sel de soude, (un tous
les 2 jours) gros comme une noisette de sel. Tisane : scabieuse, millepertuis, aigremoine, centaurée, 12 jours. Le
soir en se couchant un bol de bouillon de navets et carottes
qui auront cuit une demi-heure. Bon vin aux repas.

*
* *

Madame, ayant été très souffrante depuis deux ans, je vous
prierai de me dire si je suis guérie maintenant, et ce que j'ai
encore.

234. Cette dame n'a rien d'attaqué ; elle a le sang faible.
les nerfs fatigués, une inflammation dans la matrice, et ça
lui remonte à la poitrine ; il y a guérison. Prendre 4 cuillerées d'élixir de Paul Gage, 2 cuillerées à bouche, à jeun,
2 jours de suite et dans ces matinées boire du bouillon de
cerfeuil. Le troisième jour, tisane avec seconde écorce de
saule, écorces d'oranges amères, centaurée, capillaire,
trèfle de ruisseau, infusion, en boire 10 jours un litre par
jour. Avaler souvent de la graine de lin sans être cuite.
Dans 10 jours mettre tremper de l'écorce de bois de
Colombo dans un litre de vin vieux pendant 3 jours, en
prendre un verre à Bordeaux dans la matinée et un dans
l'après-dîner, et en même temps prendre beaucoup de
bouillon de poireaux.

*
* *

Madame, ayant un peu l'aisance de vous écrire, je viens vous
demander s'il y aurait remède pour mon mari qui est tout à fait

fou, dès qu'il a de la boisson dans le corps. Si je pouvais lui faire remède sans qu'il le sache, dites-moi je vous prie, les cheveux bruns sont les siens.

Et moi, Madame, j'ai un appétit formidable, mais je suis pâle et il y a des jours où je suis tout à fait gonflée. l'on me croirait enceinte. Dites-moi ce qu'il faut que je fasse pour que le sang revienne, ou si je suis enceinte, çà fait 3 mois et quelque chose que je n'ai rien vu. Je perds parfois bien blanc et épais, mais cela me tourmente beaucoup la tête, vu que l'enfant tette toujours bien, j'ai peur, quelquefois de lui faire téter du mauvais lait. Récrivez-moi samedi ou lundi sans faute, mais pas le dimanche, car mon mari pourrait voir ce qui le concerne et ne voudrait peut-être pas prendre ou faire ce que vous me direz. A samedi, je compte sur vous. Je vous salue.

235. Pour cet homme, la maladie est dangereuse, il y a à craindre la mort, il a une maladie de foie ; il ne faut pas qu'il boive, il ne se souvient pas du mal qu'il fait, il y a encore un peu d'espoir. Cet homme est très difficile à soigner, si on lui donne des remèdes, il dira qu'on veut l'empoisonner. Pour l'empêcher de boire, graisser légèrement le dedans de son verre, seulement le bord, avec de la graisse d'anguille. Une boîte de 25 pilules Mergant, lui en piler deux tous les jours dans sa boisson à midi, lui faire manger beaucoup de cresson de fontaine, lui mettre souvent des compresses de vinaigre sur le front.

235 *bis*. Pour Madame, le sang est beaucoup malade par des bouleversements ; vous n'êtes pas enceinte, votre sang est souvent en éruption, rien de dangereux. Elixir de longue vie pour 1 franc, une cuillerée à café tous les jours une demi-heure avant le repas de midi. De jour, tisane avec fleur de reine-des-prés, mélisse, armoise, anis des prés, boire 15 jours le plus possible, tourner la boule d'acier dans le vin aux repas, un mois.

*
* *

Madame. Voici une personne qui, se trouvant dans un état de maladie très grave, et ne sachant plus à qui se recommander, et ayant entendu parler de vous, se hâte de vous faire écrire, pour que vous lui disiez quelle maladie elle a.

236. Cette personne a le sang beaucoup glaireux, de l'échauffure à la matrice, il y a guérison. Prendre 6 pilules de Paul Gage, 3 à jeun 2 jours de suite ; ces '2 matinées prendre du bouillon de cerfeuil ; le troisième jour tisane faite avec pariétaire, capillaire, feuilles de ronce, aigremoine, bourrache, sucrer avec du sirop d'écorce d'orange amère, en boire 12 jours un litre par jour, puis manger beaucoup de soupe aux poireaux.

**

Madame. Ma femme est malade ; je viens réclamer votre concours. Elle est née le 14 juin 1822. Veuillez bien me répondre le plus tôt qu'il vous sera possible et le plus de renseignements possible.

237. Cette dame est beaucoup malade, il y a remède, mais il faudra plusieurs consultations. Il y a du sang caillé à la matrice, et sous les côtes, des petites bouteilles d'eau. Une demi-bouteille de sirop de fumeterre, une cuillerée à bouche tous les matins à jeun. Tisane : racine grande consoude, racine chicorée, racine fraise, écorce d'orange amère, bourgeons de sapin, cuire 2 minutes, boire 12 jours un litre par jour. Pour se coucher prendre une infusion de verveine trois jours de suite.

**

Madame. Veuillez donc être assez bonne de consulter le plus tôt possible, pour une jeune femme malade depuis longtemps. Faites s'il vous plaît le mieux possible, et faites bien le détail de la maladie, et de ce qu'il faut faire pour guérir s'il y a moyen.

238. Cette dame est atteinte d'une fièvre de la moelle des os, cela l'affaiblit beaucoup, et a beaucoup de petits boutons dans le bas de la poitrine, il y a guérison. Une médecine d'huile de ricin, en une seule fois le matin à jeun ; cette matinée prendre du bouillon de cerfeuil, le lendemain, tisane fleur millepertuis, fleurs chardon bénit, capillaire, aigremoine, sucrer avec du sirop de fleurs de roses, en boire 10 jours le plus possible ; cuire dans de l'eau des poireaux et navets, boire de ce bouillon pour se coucher pendant 10 jours. Dans 10 jours, faire infuser un peu de colombo dans un litre de bon vin, pendant 2 jours, puis en prendre un verre à liqueur avant le repas de midi, et le soir la même chose.

*
* *

Madame. Je désirerais beaucoup savoir la maladie que j'ai et
en obtenir la guérison s'il y a moyen. Voilà mon âge : j'aurai
42 ans le premier du mois prochain.

239. Pour cette maladie, c'est une fièvre nerveuse, qui
engourdit les nerfs, puis une poche de glaires qui se porte
à côté du foie. Tout le corps est comme une cheminée pleine
de suie, il y a guérison. Prendre 6 pilules de Paul Gage, 3 à
jeun 2 jours de suite, ces 2 matinées prendre du bouillon de
cerfeuil. Le troisième jour tisane racine fraise, racine patience, racine bardane, verveine, cuire 2 minutes, en boire
12 jours un litre par jour. Manger beaucoup de soupe aux
poireaux.

*
* *

Madame. Je vous écris ces deux mots pour vous dire que j'aurai 32 ans au mois de novembre et que voilà quatre ans que je
souffre beaucoup.

240. Pour votre maladie, elle est dangereuse, mais il y
a guérison. Le sang est forcé et cela a occasionné une fièvre
de la moelle des os et une poche à côté du foie. Prendre
6 cuillerées d'élixir de Paul Gage, 3 à jeun 2 jours de suite
et dans ces deux matinées boire du bouillon de cerfeuil ; le
troisième jour tisane de centaurée, vervéine, seconde écorce
de saule, douce-amère et racine de bardane ; cuire ces plantes
ensemble 2 minutes, en boire 12 jours un litre par jour.
Mettre tremper 5 grammes de cannelle en poudre dans un
litre de vin blanc, en prendre un verre à Bordeaux avant
le repas de midi.

*
* *

Madame. Veuillez me donner une consultation et surtout ne
cachez pas s'il n'y a pas guérison, car cette personne ne verra
pas la lettre.

241. Pour cette maladie, elle est très dangereuse,
mais il y a encore espoir. Les nerfs sont très faibles et souvent un peu de fièvre nerveuse ; à la vessie et au foie il y

a de l'échauffement. Prendre 6 pilules de Paul Gage, 2 à jeun 3 jours de suite et dans ces trois matinées boire du bouillon de poireaux ; le quatrième jour tisane fleurs d'orties blanches, fleurs de roses de Provins, scolopendre, fleurs de bouillon blanc, un peu de pervenche, infusion, sucrer avec du sirop de capillaire, en boire 12 jours le plus possible. Prendre beaucoup de bouillon de poireaux.

*
* *

Madame. Veuillez s'il vous plaît prendre toute l'attention possible pour me détailler la maladie de mon mari, me dire s'il y a du danger, ce qu'il faut faire, quel régime à suivre, confortable ou non ? Le médecin est-il d'accord ? Si toutefois il y a danger, soyez assez bonne pour me faire deux lettres pour ne pas l'affecter. Dites-moi ce que j'ai, mon indisposition aura-t-elle une heureuse fin ?

242. Ce Monsieur a beaucoup d'eau dans l'intérieur du foie ; son sang est malade, il se jaunit, cela est très dangereux. Il faut 4 cuillerées à bouche d'élixir antiglaireux de Paul Gage, 2 à jeun 2 jours de suite ; ces deux matinées prendre du bouillon de cerfeuil ; le troisième jour tisane bourgeons de sapin, feuilles d'hysope, fleurs reine-des-prés, lierre terrestre, verveine, en boire 15 jours un litre par jour. Prendre beaucoup de bouillon de mou de veau et poireaux.

242 *bis*. Madame, votre maladie vient d'avoir eu trop d'ennuis, cela se passera, votre avenir sera plus tranquille que le passé. Les remèdes vous sont inutiles, avaler souvent un peu de graine de lin.

*
* *

Madame, veuillez avoir la bonté de dire ce que je peux avoir.

243. Le sang est malade, le foie glaireux, il y a guérison en faisant les remèdes exacts. Prendre quatre cuillerées d'élixir antiglaireux, 2 cuillerées à jeun 2 jours de suite ; le troisième jour tisane : quelques feuilles de buis, de l'aigremoine, du trèfle de ruisseau, de la centaurée, infusion, en boire 12 jours un litre par jour. Faire cuire 2 minutes dans de l'eau de la seconde écorce de saule, des bourgeons de sapin, en prendre une tasse le soir pendant 8 jours.

.·.

Madame. Cette personne qui vous écrit est souffrante depuis quelque temps. Veuillez lui répondre le plus tôt possible, ce qu'elle a et ce qu'elle doit faire, le faisant vous m'obligerez.

244. Pour cette maladie, il y a beaucoup d'engorgement au foie et aussi de l'humeur dans le sang, la maladie n'est pas dangereuse, il y a guérison. Jeter de l'eau bouillante sur de l'anis des prés, en prendre une tasse le matin pendant 5 jours. Tisane : du trèfle de ruisseau, fumeterre, queues de cerises, seconde écorce de saule, cuire 2 minutes, en boire 12 jours un litre par jour. Mettre tremper une pincée de Colombo dans un litre de bon vin, en prendre un verre à Bordeaux dans la matinée et un dans l'après-midi.

.·.

Madame. Je prends la liberté de vous écrire pour vous demander de regarder ce que mon garçon peut avoir.

245. Ce jeune homme a beaucoup de glaires dans les bronches et sur les rognons, le sang se porte souvent à la tête, il y a guérison. Il faut 4 cuillerées à bouche d'élixir de Paul Gage, 2 à jeun deux jours de suite ; ces deux matinées prendre du bouillon de cerfeuil ; le troisième jour, tisane : aigremoine, verveine, bourgeons de sapin, fleurs de chardon bénit, de reine-des-prés, en boire 12 jours, un litre par jour. Revoir après ce traitement.

.·.

Madame. Je souffre depuis cinq ans ; je suis âgé de 45 ans. Voici une mèche de mes cheveux.

246. Ce Monsieur a le sang forcé depuis longtemps, des glaires dans la poitrine et sur le foie ; maladie dangereuse ; il y a encore remède. Prendre 4 cuillerées à bouche d'élixir de Paul Gage, 2 à jeun deux jours de suite ; ces deux matinées prendre du bouillon de poireaux, troisième jour, tisane avec centaurée, verveine, aigremoine, racine patience, racine bardane; en boire 15 jours un litre par jour. Le soir pour se coucher prendre une infusion faite avec du lierre terrestre et de la véronique 6 jours de suite.

*
* *

Tous les hivers je suis cloué dans mon lit, une paire de mois et cette année je vois que c'est à recommencer. Inutile de vous faire des détails, m'a-t-on dit, car plusieurs personnes se sont trouvées soulagées et même guéries par vous. Donc je mets ma confiance en votre adresse espérant qu'il en sera de même pour moi.

247. Pour cette maladie, c'est une abondance de glaires qui se portent dans l'intérieur du corps, le sang est échauffé, ce qui vous fait mal aux nerfs ; il y a guérison. Prendre 6 pilules de Paul Gage, 3 à jeun deux jours de suite, ces deux matinées prendre du bouillon de navets, troisième jour tisane : centaurée, verveine, fleurs de millepertuis, petite absinthe, bourrache, en boire 10 jours un litre par jour. Une demi-bouteille de sirop d'écorce d'orange amère, une cuillerée à bouche tous les soirs pour se coucher.

*
* *

Madame, veuillez je vous prie faire une consultation sur la personne dont je vous envoie les cheveux.

248. Cette personne a le sang beaucoup échauffé, le foie et la poitrine très glaireux, rien de dangereux. Prendre 6 pilules de Paul Gage, 3 à jeun deux jours de suite, ces deux matinées prendre du bouillon de cerfeuil, le troisième jour tisane avec de la centaurée, fleurs de millefeuille, fleurs de houblon, bourgeons de sapin, cuire ensemble 2 minutes, sucrer avec sirop d'orange amère, en boire 12 jours un litre par jour. Cuire dans de l'eau des poireaux et des navets une demi-heure, boire un bol de ce bouillon le soir pour se coucher pendant 8 jours.

*
* *

Madame, j'ai mon fils qui est bien malade ; je vous envoie une pincée de ses cheveux pour constater sa maladie et je suppose que ça suffit.

249. Ce jeune homme a le sang faible, un engorgement de glaires dans les bronches et au cœur ; en prenant des précautions, il y a guérison. Il faut prendre 4 cuillerées à bouche d'élixir antiglaireux de Paul Gage 2 à jeun deux jours de suite, ces deux matinées prendre du bouillon de cerfeuil, le troisième jour tisane avec verveine, fleurs de reine-des-prés, feuilles de chicorée, fleurs de houblon, en boire 12 jours un litre par jour, sucrer avec sirop d'écorce d'orange amère, faire infuser pendant 3 jours dans un litre de bon vin, un peu de cannelle et de la racine de gentiane, en prendre un verre à Bordeaux dans la matinée et autant l'après-midi. Manger beaucoup de soupe aux poireaux.

*
* *

Bonne dame, ayez la bonté de regarder ce qui manque encore à cette femme, s'il y a encore du soulagement pour ses bras.

250. Cette personne a le sang un peu goutteux et se porte dans la moelle des os, ce sont des souffrances terribles, il y a guérison. Tisane : petit chêne, souveraine, arnica, en boire 10 jours un litre par jour. Mettre tremper de la sauge, du romarin, de la verveine dans un litre de bon vin pendant 3 jours, frictionner les bras matin et soir avec ce vin pendant 10 jours ; piler de la verveine fraîche, en mettre en cataplasme 8 nuits de suite sur la douleur du bras, mettre sur la peau même.

*
* *

J'ai appris par une personne à qui vous avez sauvé la vie, que vous donniez des consultations par écrit. Veuillez, Madame, je vous prie, avoir la bonté de vous intéresser à moi, je vous en serai bien reconnaissante.

251. Les douleurs que vous ressentez, c'est une sciatique nerveuse ; il y a soulagement, mais pas complète guérison. Il faut une boîte de 25 pilules Mergant, 2 à jeun tous les 2 jours ; de jour, tisane avec fumeterre, verveine, arnica, en boire 15 jours le plus possible. Imbiber du coton dans du baume Opodeldoch, en mettre dans les oreilles pour la nuit, 15 nuits de suite. Cuire 2 minutes dans l'eau, capillaire, cerfeuil, fleurs de bluets, avec cette eau faire des injections plusieurs fois par jour dans les oreilles, 15 jours aussi. Revoir après ce traitement.

*
* *

Cette personne est malade, elle demande ce qu'elle a, s'il y a remède et ce qu'elle doit faire.

252. Cette personne a beaucoup d'eau rousse dans le sang, le grand boyau est beaucoup échauffé, beaucoup de glaires sur la poitrine, il y a guérison. Une demi-bouteille de sirop antiscorbutique, une cuillerée à bouche tous les matins à jeun ; dans la journée, tisane : une roulette de raifort, racine de persil, racine de patience, racine de bardane, cuire 2 minutes, sucrer avec du sirop de capillaire, en boire 10 jours un litre par jour. Cuire dans de l'eau des carottes, des navets, une demi-heure, boire un bol de ce bouillon le soir pour se coucher pendant 8 jours.

*
* *

Estomac. — Monsieur. Je m'empresse de vous adresser copie des deux ordonnances de Mme Kelsch, et dont le traitement a si bien réussi à ma femme.

253. 1ʳᵃ lettre. Nancy, 20 octobre 1884. Madame. Votre maladie est une gastrite avec engorgement du foie, c'est assez dangereux, mais il y a remède. Il faut prendre 6 cuillerées d'élixir antiglaireux de Paul Gage, 2 cuillerées à jeun 3 jours de suite. Dans ces trois jours faire cuire à l'eau des navets et boire de ce bouillon afin de décoller ce qui est sur le foie et le rend malade. Le quatrième jour, tisane faite avec de l'aigremoine, verveine, serpolet, menthe poivrée, infusion et sucrer avec du sirop de capillaire, en boire un litre par jour 12 jours de suite. Cuire à l'eau carottes et poireaux une demi-heure, boire du bouillon 8 jours de suite, un bon bol. Si on fait exactement tout ce que j'ordonne, sans autres médicaments étrangers, j'affirme la guérison après ces 12 jours. Revoir pour suivre le traitement.

2º lettre. Nancy, 10 novembre 1884. — Plus rien de dangereux, un peu d'irritation sur le grand boyau ; cuire à l'eau une demi-heure, carottes et navets, boire à jeun de ce bouillon 8 jours. Rhubarbe 0 fr. 40 centimes, dans la première cuillerée de bouillon à midi, et dans la journée tisane : racine guimauve, racine chicorée, pensées sauvages ; cuire ensemble 2 minutes, 12 jours de suite. Manger souvent des lentilles ; faire exactement.

Vve Kelsch.

Vous pouvez affirmer que ce traitement a très bien réussi à ma femme et qu'aujourd'hui elle ne se ressent plus du mal qui la faisait tant souffrir.

L... Instituteur.

*
* *

Poitrine. — Madame, veuillez s'il vous plaît prendre toute votre attention et votre possible pour guérir ma femme qui est malade depuis quelques jours.

254. Cette dame a le tube de la poitrine bouché par l'irritation, cela lui donne de la fièvre, il y a guérison. Une demi-bouteille de sirop de raifort iodé, une cuillerée à bouche le matin à jeun ; dans la journée, tisane de serpolet, capillaire, racine de consoude, racine de chicorée, en boire 10 jours un litre par jour, cuire dans de l'eau des poireaux et navets une demi-heure, boire une tasse de ce bouillon pour se coucher pendant 8 jours. Dans 10 jours, faire infuser pour 0 fr. 20 centimes de Colombo dans un litre debon vin, infuser 48 heures, puis en prendre un verre à liqueur une demi-heure avant le repas de midi, et le soir la même chose.

*
* *

Bien chère dame. Cette personne est malade, elle désirerait savoir ce qu'elle a, s'il y a remède et ce qu'elle doit faire.

255. Pour cette maladie, c'est le sang faible, de l'eau dans le bas de la poitrine et le cœur fatigué ; il y a guérison. Prendre de l'élixir de longue vie pour un franc, une cuillerée à café un quart d'heure avant le repas de midi.

Tisane fleurs de millepertuis, fleurs de millefeuille, fleurs de chardon bénit, infusion, sucrer avec du sirop d'écorce d'orange amère, en boire 12 jours un litre par jour. Mettre tremper pendant 3 jours dans un litre de vin vieux un peu d'absinthe maritime, en prendre un verre à Bordeaux dans la matinée et un dans l'après-midi. Prendre beaucoup de bouillon de mou de veau, boire du bon vin.

*\
* *

Madame, veuillez avoir l'extrême obligeance de faire une consultation sur la personne qui vous envoie les cheveux ci-présent et faites-nous savoir la maladie et ce que l'on peut faire pour la guérir. J'espère que vous y réussirez et nous vous en serons très reconnaissants.

256. Cette personne n'a que le sang malade, un peu échauffé et de l'irritation dans le bas de la poitrine ; cela la rend malheureuse, il n'y a rien de dangereux. Une demi-bouteille de sirop de fleurs de violettes, une cuillerée à bouche tous les matins à jeun ; dans la journée, tisane : fleurs de coquelicots, scabieuse, fleurs de pas-d'âne, fleurs d'orties blanches, du capillaire, en boire 15 jours un demi-litre par jour. Un litre de vin de quinquina au malaga, un verre à liqueur avant le repas de midi, et le soir la même chose. Manger beaucoup de soupe aux poireaux.

*\
* *

Madame, veuillez s'il vous plaît me faire savoir par retour du courrier ce qu'il en est avec la dite personne.

257. Pour cette personne, il y a beaucoup de danger, il y a remède. Les nerfs sont faibles et le sang trop fort, un peu d'irritation dans le bas de la poitrine. Un quart de rhubarbe, une cuillerée à bouche tous les matins à jeun, dans la journée, tisane : du capillaire, feuilles de ronce, fleurs de pas-d'âne, arnica, en boire 10 jours, le plus possible. Prendre pour se coucher une infusion d'armoise pendant 6 jours.

*\
* *

Madame, je m'adresse à vous pour vous demander si vous pensez qu'il y a guérison à ma maladie. Voilà mon âge : 45 ans.

258. Pour cette maladie il n'y a rien de dangereux, ce n'est qu'une éruption de sang qui se porte à la tête et dans les intestins. Cuire dans de l'eau des poireaux et navets, une demi-heure, boire un bol de ce bouillon le matin à jeun pendant 10 jours. Le jour, tisane avec fumeterre, bourrache, fleurs de reine-des-prés, feuilles de chicorée, en boire 15 jours un litre par jour. Manger beaucoup de cresson de fontaine.

***

Madame. Il me sort du nez un jet de lumière lorsque je mouche la nuit ; ayez l'obligeance de me dire ce que cela signifie.

259. Cela n'est rien, c'est une électricité, ça n'est pas mauvais, c'est le travail de tête qui occasionne cela. Il faut souvent vous faire magnétiser la tête ; ça vous calmera.

***

Madame. Je viens vous prier de me répondre au plus tôt et me renseigner au sujet de ma fille malade depuis quelques temps ; elle a cinq ans et demi. Me dire ce que je dois faire et si vous croyez qu'il ne lui restera pas de traces de maladie.

260. Cette petite fille est très nerveuse, le sang est faible, elle a beaucoup de tout petits vers qui lui font comme des glaires ; il y a guérison, elle ne se ressentira pas de cette maladie. Il faut 30 grammes de sirop de chicorée, une cuillerée à café tous les matins à jeun ; dans la journée, tisane : petite absinthe, fleurs de pêcher, fleurs de pas-d'âne et de violettes, en boire 12 jours, peu à la fois et souvent, et le plus possible. Lui donner du bouillon de poule et du vin de Bordeaux.

***

Madame. Prière de me dire, par retour du courrier, quelle est la maladie de la personne, s'il y a guérison et quels sont les remèdes à suivre.

261. Pour cette maladie, c'est de l'humeur qui se porte dans le sang et des petits vers dans la poitrine, cela donne souvent de la fièvre nerveuse, on peut guérir. Une demi-bouteille de sirop de raifort iodé, une cuillerée à bouche tous les matins à jeun, dans la journée tisane fleurs de violettes, fleurs de pas-d'âne, petite absinthe, véronique, sucrer avec du sirop d'écorce d'orange amère, en boire 10 jours le plus possible, peu à la fois et souvent, et toujours un peu douce (tiède).

****

Madame. Je vous écris par l'intermédiaire de M... dont vous avez guéri son fils. Veuillez me répondre au plus tôt au sujet de mes jambes que depuis quatre années, je ne puis pas marcher.

262. Pour ce Monsieur, il a un engourdissement dans les jambes et ça lui forme comme une paralysie ; il y a guérison. Prendre une demi-bouteille de sirop antiscorbutique, une cuillerée à jeun tous les jours. Tisane : arnica, feuilles de buis, verveine, un peu de chaque plante, infusion, en boire 12 jours un litre par jour. Mettre dix centimes de camphre dans un litre d'eau-de-vie de marc et de la sauge, lui frictionner les jambes matin et soir avec. Faire chauffer du sel de mer, le mettre dans un petit sac et le placer sous les jambes 6 nuits de suite ; le même ne peut servir. Et le soir pour se coucher, boire une infusion de verveine pendant 6 jours.

****

Madame. Je vous prie de vouloir bien me dire de quelle maladie mon enfant souffre depuis 15 mois.

263. Cette jeune fille souffre de petite vermine qui se porte dans le sang, et une boule de glaire dans la poitrine, puis le sang pauvre ; il y a guérison.
Elixir de longue vie pour 1 franc, une cuillerée à café tous les jours une demi-heure avant le repas de midi ; dans la journée, tisane avec de l'armoise, pensée sauvage, douce-amère, racine de chicorée, petite absinthe, cuire ensemble 2 minutes, en boire pendant 12 jours le plus possible.

****

Madame. Je souffre depuis 25 ans et des grandes souffrances, je n'ai aucun espoir de guérir à présent, seulement je crois que vous pourrez me dire ce que j'ai, ça ne me frappera pas, au contraire, je serai contente dans mon affliction de savoir ce que j'ai ou si vous pouvez me donner du soulagement.

264. Pour cette maladie, elle est très dangereuse, mais il y a encore espoir de guérison ; les nerfs sont beaucoup engourdis, de l'eau dans le sang et des petits vers dans le bas de la poitrine. Prendre 6 cuillerées d'élixir de Paul Gage, 2 à jeun 3 jours de suite et dans ces trois matinées boire du bouillon de cerfeuil, le quatrième jour tisane de cannelle, quelques graines de coriandre, fleurs de reine-des-prés, verveine, absinthe maritime, infusion, en boire pendant 12 jours un litre par jour. Prendre beaucoup de bouillon de poireaux.

*
* *

Madame. Je vous demande une consultation pour une personne qui a de fortes douleurs dans la tête ; vous me direz s'il y a guérison.

265. Pour cette maladie, c'est une douleur névralgique qui se porte dans la moëlle des os ; il y a guérison en prenant les remèdes exacts. Prendre une demi-bouteille de sirop antiscorbutique, une cuillerée à jeun tous les jours. Tisane de fumeterre, bourrache, pariétaire, centaurée, infusion, en boire pendant 15 jours un litre par jour. Prendre un bain de pieds le soir dans de l'eau où vous aurez fait cuire de l'armoise, rester dedans 20 minutes pendant 6 jours. Jeter de l'eau bouillante sur de la verveine et fleurs de sureau et mettre en cataplasme 9 nuits de suite sur le front. Se laver le front plusieurs fois dans la journée avec du vinaigre étendu d'eau.

Léthargie (*chez une jeune fille de Bretagne, petite, contrefaite, pauvre, âgée de 20 ans*).

Ma fille a passé deux fois 48 heures dans la même semaine, sans parler, sans pouvoir prendre aucun aliment. Ensuite elle resta 46 heures, puis 24. Elle a les dents si serrées qu'on ne peut lui couler une goutte de tisane ni de bouillon et ne parle qu'une heure Elle ne boit et mange que dans cette heure et le corps est libre. Cela dure depuis cinq semaines ; elle reste maintenant endormie 12 heures, ses forces s'épuisent.

266. La jeune personne a un air d'épileptique et les nerfs se croisent sur la poitrine, sang très épais et cela conduit à un sommeil léthargique. Ne pas la laisser au repos, la faire marcher en prenant des précautions ; on la guérira. (1). Lui faire prendre deux grains d'émétique pendant 3 jours, et bouillon de cerfeuil dans ces trois matinées. Le quatrième jour, cette tisane : absinthe maritime, racine de valériane, arnica, un peu de mélisse, jeter de l'eau bouillante sur ces plantes, en boire un litre par jour pendant 15 jours. Manger souvent salade de cresson avec vinaigre de ménage. Friction des membres très souvent avec du vinaigre.

L'état de cette jeune fille vient du quinine pris.

267. La mère (2) a une grande inflammation d'intestins par l'excès de travail. Faire bouillir du lait, le jeter sur quelques gousses d'ail et le boire à jeun le matin pendant 3 jours. Tisane avec feuilles d'argentine, armoise, mélisse, centaurée, jeter de l'eau bouillante sur ces plantes, en boire 12 jours un litre par jour. Boule d'acier dans de l'eau et mêler de cette eau dans le vin aux repas. Manger beaucoup de soupe aux poireaux. Cela lui adoucira de suite son échauffement.

Il ne m'est rien dû pour ces consultations.

** **

Résultat. — St-Quai (Côtes-du-Nord) le 21 octobre 85. Je vous annonce avec plaisir que je suis rétabli, et ma petite fille est un peu mieux ; la purge et la tisane lui ont fait du bien ; la force lui est revenue un peu, elle a bon appétit. La parole a allongé d'une heure ; elle parle 13 heures maintenant.

23 novembre. Depuis que ma petite fille n'a plus de paquets qui lui ont été si bons, elle ne repose plus la nuit et n'a plus si bon appétit.

Vve Kerré Gleyo.

268. Nancy (sans date) 2me C. — Cette jeune fille se guérira. Prendre une cuillerée de sirop de raifort iodé, tous les matins à jeun pendant 15 jours. Tremper pendant 3 jours de la racine de valériane et de l'absinthe maritime dans un

---

(1) La plus extraordinaire des cures de la collection.
(2) *On ne lui demandait pas de consultation pour la mère, les cheveux de la jeune fille ont servi à cet effet.*

litre de bon vin, en prendre un verre à Bordeaux dans la matinée, et un dans l'après-dîner. Jeter de l'eau bouillante sur mélisse, menthe poivrée et serpolet, en boire pendant 15 jours le plus possible. Manger souvent du cresson. Prendre 6 grands bains, un tous les deux jours, mettre dans chaque bain un kilo de sel de mer, y rester une demi-heure. Frictionner souvent les membres avec du baume Opodeldoch. C'est tout pour cette jeune personne.

⁎

Résultat. — St-Quai, 5 décembre. Le nouveau traitement a produit bien du mieux ; elle reste maintenant 15 heures, elle a bon appétit, et la force commence à lui revenir dans les membres, elle sommeille parfaitement bien. Vous pourrez vous flatter d'avoir guéri une personne d'une maladie semblable ; c'est un mystère qu'on ne peut apprécier. Elle prévient qu'elle doit parler 10 minutes avant, et quand la parole s'en va elle me dit : « Ma mère je ne parlerai plus longtemps.» Je commence à m'en affliger et elle se met à rire.

Vᵛᵉ KERRÉ.

269. Nancy, 10 décembre.— Pour cette jeune fille il n'y a plus rien maintenant. On aurait bien fait de continuer les bains, cela dégourdit les nerfs. Il faut une tisane faite avec des fleurs de mauve, fleurs d'anica et feuilles de buis de jardin, en boire un litre par jour pendant 15 jours, sucrer avec du sirop de mûres. En même temps, prendre à jeun pendant 10 jours une infusion d'armoise. Tourner la boule d'acier dans du bon vin aux repas, pendant un mois. Manger de la salade de cresson et faire beaucoup de promenades.

⁎

Résultat. — St-Quai, 14 décembre 1885. Je vous annonce avec plaisir l'amélioration de ma petite malade ; elle parle maintenant 17 heures de suite. Je suis restée à passer la nuit pour savoir au juste combien elle parlerait et quand j'ai vu qu'il y avait tant de temps, j'ai été remplie de joie. Le buis de jardin lui a donné grand appétit.

⁎

9 janvier 1886. — Ma petite fille ne perd plus maintenant la parole que depuis 6 heures le matin jusqu'à 7 heures et demie,

une heure et demie seulement. Elle ressentait des douleurs dans les membres ; depuis que je l'ai frictionnée, elle ne ressent plus aucune douleur.

.·.

18 janvier. — Prenez part à ma joie, mon enfant a trouvé la parole ; depuis dimanche, elle n'a pas cessé de parler. C'est avec plaisir et bonheur que je vous l'annonce.

On dit ici que c'est un miracle qui s'est opéré.

Vve Kerré.

Aux remercîments qui lui furent adressés, Mme Kelsch répondit :

Je suis très heureuse d'avoir rendu la santé à cette pauvre petite fille. Voilà où est mon plaisir de faire des heureux.

CHAPITRE IV

Thérapeutique de Mme Kelsch.

Notes extraites de sa correspondance.

A

Albumine. — Infusion de bourrache sucrée avec du sirop de capillaire. Le matin à jeun une cuillerée de sirop de cresson.

Autre remède. — Tisane de bourgeons de sapin, fleurs de reine-des-prés, argentine et seconde écorce de sureau, un peu de chaque plante, cuire 2 minutes, en boire 15 jours. Prendre à jeun beaucoup de bouillon de poireaux et navets.

Aigremoine. — S'emploie pour les engorgements du foie, le diabète.

Ail. — Contre les vers et dans les maladies nerveuses.

Anémie. — Vin de Bordeaux, bonne bière non alcoolisée. Râcler du filet de bœuf et jeter l'eau très bouillante dessus ; boire beaucoup de ce bouillon. Manger beaucoup de panades.

Angélique (racine). — Pour les tremblements de nerfs.

Angine couenneuse. — Mettre une pincée de fleur de soufre dans une cuillerée de sirop de mûres. Bains de pieds avec une infusion de fleurs de sureau. Amortir du séneçon dans du saindoux et mettre plusieurs cataplasmes sur la gorge.

Angine de poitrine. — Prendre en pharmacie un loch blanc et en avaler une cuillerée toutes les trois heures. Le soir une infusion de lierre terrestre sucrée avec du sirop de mûres. Cela fait beaucoup cracher. Prendre des bains de poignets pour tirer l'inflammation. D'une manière générale voilà tout ce que je puis ordonner d'utile.

Anguille (graisse d'). — On dépouille l'anguille, on la fait cuire un quart d'heure et l'on retire la graisse au-dessus de l'eau.

Anthrax. — Une cuillerée de sirop de coings à jeun et une pour se coucher. Boire beaucoup de tisane de feuilles de fromageon (petite mauve). Tenir souvent dans la bouche de la pâte de guimauve.

Argentine. — Ses infusions se donnent dans les inflammations d'estomac, de foie et des intestins.

Arthrite (Remède externe). — Faire amortir de la verveine dans un peu d'eau chaude ; lorsqu'elle est retirée ajouter sur la verveine deux blancs d'œufs et mettre en cataplasmes 5 nuits de suite. Se graisser pendant 5 jours une fois par jour avec de l'onguent napolitain.

Asthme. — Infusion très chaude, à jeun, de lierre terrestre et de fleurs de sureau. Pilules du Dr Mergault (1). Cataplasmes de farine de lin sur la poitrine.

Aulne. — Les feuilles sont bonnes pour la goutte, les rhumatismes et fortifient les nerfs (V. C. 1).

B

Bains de mains. — Avec décoction de feuilles de sauge et de serpolet retirent l'irritation qui se porte dans les bronches Avec décoction d'armoise, *idem*, et ils fortifient les nerfs.

Bains de pieds (avec décoction d'armoise), quand le sang est trop à la tête, et ils fortifient les nerfs.

Bains (avec décoction de feuilles de noyer), guérissent les membres engourdis.

(1) Pharmacie Lebègue à Mirecourt (Vosges).

Bains (de sel de mer). — Mêmes propriétés.

Bardane (racine). — En décoction pour la goutte et les rhumatismes. Les feuilles vertes, pilées et appliquées sur la chair servent pour les ulcères anciens.

Bébés biberonnant. — L'eau de blé cuit, mélangée avec le lait bouilli et sucrée avec du sirop de gomme est très bonne pour enfants élevés au biberon.

Benoîte commune. — Infusion pour les pertes d'urine.

Bluets (fleurs de). — Redonnent la clarté à la vue.

Bobos à la figure (Excroissances de chairs).—V. C.112 *bis*.

Bourdonnements d'oreilles. — Imbiber du coton de baume Opodeldoch et mettre dans les oreilles pour la nuit. Faire cuire dans de l'eau du fromageon (petite mauve) et des feuilles rondes de plantain ; donner des injections dans les oreilles plusieurs fois par jour.
Autre remède. — Mettre dans l'oreille, au lieu de ouate, des feuilles de capillaire.

Bourgeons de sapin. — Pour les bronches et fortifient le sang.

Bronchite. — Tisane de feuilles de ronces et de lierre terrestre sucrée avec du sirop pectoral. Boire toujours tiède.

Brou de noix. — Cueillir cinq noix vers le 20 juillet, les couper en deux, les mettre dans un litre de bonne eau-de-vie et les laisser tremper pendant 8 jours exposées au soleil.

Brûlures. — Râper des pommes de terre et mettre en cataplasmes. Graisser aussi avec de l'huile d'amandes douces.

Buis de jardin. — Fortifie l'estomac et les intestins.

C

Calculs. — V. pierre et gravelle.

Camomille sauvage. — Les infusions de fleurs pour les refroidissements des femmes aux époques.

Cancers. — Cataplasmes de ciguë fraîche et pilée.

Capillaire. — Agit sur le sang, est astringeant et très favorable dans la diarrhée, la dysenterie, les pertes, les hémorrhagies, les congestions, etc.
(V. bourdonnements d'oreilles).

Cassis. — Les infusions de feuilles empêchent les hémorrhagies et combattent les inflammations d'intestins.

Cataplasmes de poireaux. — (Amortis dans le saindoux), appliqués sur le ventre et sur la poitrine combattent les inflammations et rendent les selles libres.

Cataplasmes de séneçon. — Servent pour les gonflement des articulations, des hydropisies. Ils conviennent à tous les abcès.

Cataractes. — Beaucoup laver les yeux avec de l'eau de pluie dans laquelle on mettra un peu de sel de mer et une pincée d'alun en poudre. Prendre des petites purges.

Céleri. — S'emploie en bains de pieds et bains de mains, pour les engelures. N'est pas bon pour la goutte.

Cerfeuil. — S'emploie en cataplasmes pour les chutes où le sang s'est déposé. Pilé il est très bon en cataplasmes sur les yeux enflammés.

Cerveau (fatigue du). — Laver le front avec de l'eau froide.

Charbon bénin. — Beaucoup purger le sang avec une décoction de racines de bardane et de saponaire sucrée avec du sirop de fumeterre. Se frictionner les membres avec de l'huile de camomille.

Chaux. — V. Os.

Chèvrefeuille. — La tisane est bonne lorsqu'il y a du gonflement dans le corps.

Chicorée (racines de). — Dépure le sang et donne de l'appétit.

Chiendent. — Pour les voies urinaires.

Choléra. — Manger de l'ail. Tisane de persil et de verveine. Frictionner les membres et les poignets avec de l'huile d'aspic.

Chute. — V. Contusion.

Ciguë (La), fraîche, pilée et appliquée sur la chair guérit les cancers. Les cataplasmes de ciguë pilée et fraîche sont très utiles pour les tumeurs et pour l'engorgement des seins ; dans ce cas ils n'ont aucun inconvénient pour l'enfant en lavant avec un peu d'eau salée avant d'allaiter.

Clous. — Faire amortir dans du saindoux des oignons de lis blanc et mettre en cataplasmes. Prendre de la tisane dépurative.

Cœur (Maladies du). — 1° Infusion de fleurs de muguet et frictions d'eau sédative. 2° Décoction (2 minutes) de seconde écorce de saule, racines de fraises et écorces d'oranges amères. Après le repas de midi, une infusion de petite absinthe.

Cœur *gêné par le sang*. — Infusion d'armoise et de fleurs de camomille.

Coliques d'estomac et d'intestins. — Prendre un verre à liqueur de brou de noix.

Colique hépatique. — Prendre un verre à liqueur de brou de noix et de temps en temps des petites infusions de petite absinthe. Frictionner le ventre avec un peu d'huile d'amandes douces.

Autre remède. — Prendre des infusions très fortes de camomille. Mettre des plats chauds sur le ventre.

Colique néphrétique. — Infusion de mélisse et de fleurs d'oranger.

Colique aux époques. — Infusion de mélisse et d'armoise.

Congestion. — V. Étourdissements.

Congestion cérébrale. — Infusion très chaude de serpolet, lierre terrestre et fleurs de violettes doubles.

Congestion pulmonaire. — Tisane de lichen et bouillon d'escargots.

Constipation. — Décoction de racine de chicorée, y ajouter un peu de séné. Prendre beaucoup de bouillon de cerfeuil et d'oseille. Se graisser le ventre avec de l'huile de lin.

Autre remède.— Prendre de temps à autre pendant une quinzaine de jours, dans la première cuillerée de bouillon, une pincée de rhubarbe ; comme tisane une décoction de racine de chicorée et de douce-amère et mélanger cette eau avec le vin aux repas.

Contusions et après une chute. — Cataplasmes de séneçon, décoction pendant un quart d'heure dans un verre de vin blanc, ajouter du beurre et appliquer chaud matin et soir jusqu'à guérison.

Coqueluche. — Infusion de fleurs pectorales et de serpolet sucrées avec du miel. Le bouillon d'escargots est aussi très bon.

Coriandre (Graine de). — Pour les petits vers.

Coriza. — V. Rhume de cerveau.

Coxalgie. — Très difficile à guérir. Frictionner la douleur deux fois par jour avec de l'huile de ricin. Prendre de temps en temps pendant huit jours, à jeun, une cuillerée de sirop de coings, et dans la journée une décoction (2 minutes) de racine de guimauve.

Crampes. — Frictionner les membres avec de la graisse d'anguille et boire souvent une décoction de racine de valériane.

Crampes d'estomac. — Infusion de menthe poivrée.

Cresson. — Amorti dans du saindoux, il fait dégonfler, enlève les mauvaises humeurs. C'est même très bon pour les scrofules. En salade, très utile dans les maladies nerveuses.

Cresson (Jus de). — V. C. 114.

Crevasses aux seins. — Piler de la ciguë et mettre en cataplasmes pour la nuit. Le jour, saupoudrer de fécule de pommes de terre (V. Ciguë).

Crevasses aux seins, aux mains, etc. — Mélanger de la graisse d'anguille et de glycérine par portions égales et se graisser matin et soir.

Croup. — V. Angine couenneuse.

D

Danse de St-Gui. — Dépurer le sang avec élixir anti-glaireux de Paul Gage, deux cuillerées à jeun deux jours de suite et la tisane suivante : décoction de seconde écorce de sureau et d'absinthe maritime.

Dartres. — Prendre des tisanes dépuratives et comme remède externe de la graisse d'anguille (1) dans laquelle on met un peu de précipité rouge et un peu d'alun en poudre.

Dents (Mal de). — Se rincer la bouche avec eau de cochléaria, ou avec une décoction d'oseille de jardin.

Diabète. — Le diabète provient de mauvaise nourriture, empoisonnée, car il n'y a plus que cela maintenant. Pour le combattre, il faut manger souvent du cresson de fontaine avec beaucoup d'ail, boire du bouillon de poireaux et de cerfeuil. Jeter de l'eau bouillante sur un peu de quinquina et un peu de racine de gentiane jaune, mêler de cette eau avec le vin aux repas ; alterner avec de l'eau ferrée.

Autre remède. — Tisane de petit jonc maigre qui vient dans les prés (15 grammes pour un litre d'eau) ; on peut en boire un litre par jour. Le jonc nettoie l'eau qui se trouve dans l'intérieur du corps.

Diarrhée. — Tisane de capillaire, scolopendre et fleurs de roses de Provins. Avaler à jeun, le matin, un bout de lard cru.

Autre remède. — Pour arrêter la diarrhée, infusion très forte de capillaire sucrée avec du sirop de fumeterre.

Autre remède. — Prendre matin et soir une cuillerée de sirop ou de confitures de coings.

Douce-amère. — Pour le sang bilieux.

Douleurs nocturnes. — Infusion de mélisse et de fleurs de camomille. Cataplasmes de farine de lin sur la poitrine. L'eau de noix est bonne aussi. Purge légère de temps à autre.

1. V. anguille (graisse).

Dysenterie ordinaire. — Décoction (2 minutes) de racine de grande consoude sucrée avec du sirop de fleurs de roses.

Dysenterie ordinaire. Echauffement bilieux. — Décoction de genêt sucrée avec du sirop de capillaire.

Dysenterie ordinaire. — Lavements avec de la fécule. Avaler plusieurs fois par jour de la graisse de lard sans être cuite et séchée à la cheminée.

E

Eclampsie. — Racine de valériane, trèfle de ruisseau et racine de saponaire, cuire 2 minutes, en boire pendant 15 jours. Une demi-bouteille de sirop de rhubarbe, une cuillerée à bouche tous les matins à jeun. Faire tremper de l'estragon dans du vinaigre blanc et frictionner les membres matin et soir avec ce vinaigre.

Eczéma. — 1° Tisane dépurative de fumeterre, pensée sauvage et saponaire.

2° Employer l'onguent divin ; cet onguent est très dur, on le fait chauffer, on l'étend sur un linge et on le met en compresses.

3° Graisser deux fois par jour avec de la teinture d'arnica.

Efforts. — V. Verveine.

Elixir de longue vie. — Fait venir le sang et fortifie les jeunes filles. Purge les personnes âgées.

Engelures. — Bains avec décoction de céleri. (V. bains de mains).

Engourdissement des membres. — 1° Grands bains avec décoction de feuilles de noyer.

2° Grands bains avec sel de mer.

Entorses. — Piler de la verveine verte et mettre sur la chair en cataplasmes. Très souvent en six heures l'entorse est guérie. Si l'on manque de verveine fraîche, jeter du vin bouillant sur de la sèche.

Epilepsie ordinaire. — Graine de moutarde Didier, une

cuillerée à café dans la matinée et une dans l'après-midi.
Boire de temps à autre pendant huit 8 jours une infusion de
rue ; manger très souvent de l'ail et du cresson. Frictionner les poignets avec de l'huile d'aspic.

Erysipèle. — Dépurer le sang avec du sirop de fumeterre, une cuillerée à jeun le matin. Sitôt que l'on aperçoit
la rougeur, employer l'onguent napolitain deux fois par
jour. Le lendemain jeter du lait bouillant 'sur des fleurs de
sureau, mettre en cataplasmes deux nuits de suite et l'erysipèle aura vite disparu.

Estomac (Maladies d'), **Gastralgie, Gastrite, Dyspepsie.** —
Pilules de Paul Gage, 2 à jeun chaque jour. Infusion de
fleurs de tilleul, de serpolet et de menthe poivrée sucrée
avec du sirop d'écorces d'amandes amères.

Estomac (Fatigues d'). — Mélanger poudre de seconde
écorce de chêne, poudre de cannelle, poudre de quinquina
et en prendre deux pincées par jour. Boire souvent une
infusion de trèfle de ruisseau.

Etourdissements. — Bains de pieds avec farine de moutarde. Laver le front avec du vinaigre étendu d'eau. Prendre une demi-boîte de pilules de Morisson, deux tous les
trois jours.

F

Fièvre. — Petite centaurée et fleurs de millefeuille.

Fièvre cérébrale. — Frictionner immédiatement la tête et
les membres avec du vinaigre dans lequel on met de l'estragon. Prendre des bains de pieds avec une décoction d'armoise. Boire de la tisane de fumeterre.

Fièvre jaune. — L'élixir de Paul Gage est très favorable.
Tisane de centaurée, millefeuille, et bourrache. Frictions de
vinaigre.

Fièvre muqueuse. — Infusions très fortes de petite centaurée et de fleurs de millefeuille. Frictionner les membres
avec de l'huile d'aspic.

Fièvre puerpérale. — Dès l'apparition des premiers symptômes la combattre par les moyens suivants : Tisane trèfle de ruisseau et fleurs de millefeuille, laisser bouillir 2 minutes dans l'eau pure et jeter le liquide bouillant sur des rouelles de citron, passer et sucrer avec du sirop de capillaire. La fièvre se calmera bientôt et ni la diarrhée ni la constipation ne surviendront. Appliquer sur le bas-ventre des compresses de vinaigre étendu d'eau et attiédies. Aux repas boire du vin de gentiane mélangé d'eau.

Fièvre scarlatine. — Fièvre boutonneuse très dangereuse; elle se communique ; on peut y remédier. Il faut employer fleurs de reine-des-prés, petite centaurée, trèfle de ruisseau et fleurs de houblon, en boire souvent. Prendre du sirop de cresson une cuillerée à bouche à jeun tous les jours. Tenir de la finette sur le corps. Boire de l'eau de gentiane jaune dans le vin aux repas. Frictionner les poignets avec de l'huile d'aspic.

Fièvre urticaire. — Infusion de petite centaurée, arnica et armoise, en boire pendant 12 jours. Le soir une infusion de tilleul. L'huile de ricin comme remède externe.

Flueurs blanches. — Infusion de fleurs d'orties blanches sucrée avec du sirop de capillaire.

Fluxion de poitrine. — V. Pneumonie.

Foie. — Aigremoine, hysope et boire beaucoup de bouillon de poireaux. Lavements aux feuilles de pervenche et cataplasmes de poireaux sur le ventre.

Foirole. — Utile en lavements dans les échauffements. Bonne en cataplasmes pour les humeurs et les échauffements.

Folie. — Pilules du docteur Mergault. Manger du cresson. Tisane de racine de valériane. Bains de pieds dans de l'eau avec une décoction de fleurs et feuilles de camomille, la sauvage de préférence.

Fraise (Racine de). — Pour la vessie. Diurétique. Fait circuler l'eau qui est dans la poitrine.

Frictions et lotions de vinaigre étendu d'eau. — Elles calment les maux de tête et les nerfs agités.

Froid aux pieds (*Moyen de l'éviter*). — Lotions matin

et soir avec du bon cognac. Quand c'est possible porter des chaussons .

Fumeterre. — Convient dans toutes les maladies de la peau, surtout chez les vieillards, les femmes enceintes, les enfants.

Gale. — Tisane de saponaire, salsepareille et racine de bardane. Graisser avec de la pommade soufrée, ajouter dedans un peu de précipité rouge, Grands bains avec une décoction de feuilles de noyer.

Georget. — Cuire dans l'eau de la fleur de sureau et se laver souvent les yeux avec cette eau. Les frotter aussi avec du jeune cerfeuil.

Gorge (Grosseurs à la). — Frictionner matin et soir avec de la pommade d'iodure de potassium et boire des infusions d'armoise.

Glandes au cou. — Faire amortir du séneçon dans du saindoux et mettre en cataplasmes pour la nuit, le jour graisser avec de la pommade de concombre.

Glandes nerveuses.— Piler de la ciguë et mettre en cataplasmes 8 nuits de suite.

Goutte. — Tisane avec décoction de petit chêne et de racine de bardane ; en boire pendant 15 jours consécutifs un litre par jour. Sirop de cresson, une cuillerée à soupe à jeun. Bains de sel de mer, 1 kilo par bain.

Goutte sciatique. — Cuire du petit chêne, arnica, racine de bardane et racine saponaire, en boire beaucoup et longtemps. Prendre des grands bains dans lesquels on fera cuire des feuilles d'aulne (V. Aulne).

Gravelle. — Tisane de pariétaire de racine de persil et racine de guimauve.

Grippe. — L'influenza n'est ni plus ni moins qu'une grippe occasionnée par le changement subit de la température. Boire des infusions bien chaudes d'aigremoine et de feuilles de ronces sucrées avec du sucre candi. Prendre matin et soir une cuillerée à bouche de sirop de mûres et se tenir la gorge bien chaude.

Infusions de feuilles de ronces sucrées avec du sirop de mûres.

Gui. — Ne se prend que dans des bains pour les scrofuleux : un kilo par bain ; cuire 5 minutes. En tisanc c'est un poison.

Guimauve (Racine de). — Pour les rhumes, échauffements de poitrine et maladies d'intestins.

Guimauve (Feuilles de). — L'infusion est adoucissante. Ajoutée au capillaire à l'argentine, est bonne pour la diarrhée, la dysenterie.

H

Haleine fétide. — Se gargariser souvent la bouche avec du cochléaria et mâcher souvent de l'anis étoilé (V. Nez, odeur nauséabonde).

Hémorrhagie. — Capillaire. Infusion de feuilles de cassis.

Hémorrhagie *chez les femmes.* — Infusion de capillaire, sucrée avec du sirop de fleurs de roses. Beaucoup d'eau citronnée avec le vin aux repas.

Hémorrhagie *du foie.* — Lavements avec décoction de feuilles de pervenche.

Hémorrhoïdes. — L'artichaut sauvage amorti dans du saindoux les guérit.

Hoquet. — Infusion de racine de valériane et de serpolet.

Houblon. — Dépure et nettoie le sang.

Houx. — Bon pour le diabète et le flux de sang. L'employer avec ménagement.

Huile d'œufs. — Elle s'emploie dans bien des maux tels que dartres, abcès, crevasses, tumeurs anciennes. Prendre en même temps des dépuratifs.

Huile de foie de morue. — V. Sirop de raifort iodé.

Huile de ricin. — Nettoie les dartres et les pellicules de la tête.

Humeurs noires. — V. Spleen.

Hydropisie. — Bouillon de poireaux. Fleurs de reine-des-prés. Artichaut sauvage.

Hystérie. — Pour ces maladies ce sont de grandes faiblesses de sang. Employer des fleurs jaunes de nénuphar, de la racine de valériane et de la menthe poivrée. Jeter l'eau bouillante sur ces plantes, en boire un mois. Prendre des grands bains, un tous les deux jours dans lesquels on mettra une décoction de serpolet et de sauge.

I

Impuissance chez l'homme. — La liqueur Gaudiers est bonne. Boire tisane aux bourgeons de sapin, jamais de bière. Prendre de temps en temps des bains de siège dans lesquels on mettra une décoction de feuilles de genét (bois avec lequel on fait des balais).

Incontinence d'urine (par inflammation). — Pariétaire, bouillon de poireaux (poireaux en quantité), cuire une demi-heure.

Indigestion. — Infusion de mélisse et de menthe poivrée. On peut en prendre deux ou trois de suite.

Influenza. — V. Grippe.

Insolation légère. — Boire du jus de citron dans de l'eau et laver la tête avec de l'eau vinaigrée. Moyen préventif dans les grandes chaleurs.

Insomnie. — Boire avant de se coucher une infusion de mélisse et de fleurs de camomille.

Intestins (Inflammations d'). — Beaucoup de bouillon de poireaux. Tisane de pariétaire. Avaler de temps en temps une cuillerée de graine de lin.

J

Jaunisse. — Tous les quinze jours prendre 6 pilules de Paul Gage, deux jours de suite par 3, et pendant deux mois tisane de : aigremoine, bourgeons de sapin, cuire 3 minutes. Prendre beaucoup de bouillon de poireaux.

M

Mauve. — Les fleurs sont bonnes pour les inflammations d'intestins.

Méningite. — Infusion de fleurs de violettes sucrée avec du sirop de capillaire. Une cuillerée de sirop de mûres le soir.

Menthe poivrée. — Pour les indigestions, crampes d'estomac, refroidissement chez les femmes , maladies nerveuses.

Migraine — Respirer au grand air à perdre haleine, plusieurs fois par jour, c'est le meilleur moyen. Et respirer par le nez, c'est fortifier le cerveau multiplier les forces physiques et morales et prévenir bien des maladies.

Millefeuille (Fleurs). — Pour les mauvaises fièvres.

Millepertuis (Fleurs). — Calme les maux d'estomac. On en met dans l'eau-de-vie pour ce cas et dans l'huile pour les plaies. C'est très favorable.

Moelle épinière. — Grands bains avec des feuilles d'aulne et de noyer infusées. Infusions chaudes de serpolet et de petit chêne comme tisane. Frictions à l'huile de sapin sur la colonne vertébrale. Une cuillerée de sirop de cresson le matin à jeun.

Muguet (Fleur). — Peut s'employer pour les maladies du cœur.

Muguet (Maladie de la bouche). — Se gargariser avec du sirop de mûres.

Mûres (Sirop de). — S'emploie dans les maladies de la bouche et dans les maux de gorge avec une pincée d'alun en poudre par cuillerée.

N

Narcotique. — Infusion de belladone.

Nénuphar (Fleurs et feuilles).— Soulage le cœur et calme les passions.

Nerfs (Pour calmer les crises de). — Boire tisane racine de valériane et menthe poivrée. Frictions d'eau vinaigrée.

Nerfs fatigués. — Employer les frictions d'eau fraîche.

Névralgie. — Infusion de mélisse. Respirer souvent le grand air. Jeter de l'eau bouillante sur des graines de sureau et mettre en cataplasme sur la tète.

Névralgie chronique au cou, à la nuque (Remède externe)· — Entourer le cou d'une bande de flanelle de santé.

Nez (Odeur nauséabonde). — Décoction pendant 2 minutes de cumin des prés, cannelle, capillaire et racine de guimauve. Respirer souvent de cette eau par le nez.

Nez sec. — Respirer eau de guimauve et feuilles de petite mauve (infusion), se graisser le front avec de la pommade de concombre.

Noyer. — Les bains de feuilles de noyer sont utiles pour la goutte, la sciatique et fortifient les nerfs.

O

Obésité (Maigrir sans altérer la santé). — Une cuillerée à bouche de vinaigre de vin par verre d'eau matin et soir pendant 8 jours et se reposer 15 jours. Manger beaucoup de salade de cresson de fontaine ; mettre beaucoup d'ail dans la salade. Prendre souvent des bains de son. Une pincée de rhubarbe dans la première cuillerée de soupe. Lotions d'eau fraîche.

Onguent gris. — Guérit panaris et piqûres.

Onguent napolitain. — Guérit panaris et piqûres. Employé dès le début guérit en une seule nuit.

Oreilles (Douleurs d') Oreilions.—Injections d'une décoction de racine de guimauve. Baume Opodeldoch sur du coton. Huile d'œufs.

Os (Pour les fortifier). — Boire beaucoup de tisane de fleurs de houblon ; des grands bains dans lesquels on met un kilo de sel de mer ; des frictions d'eau sédative. La chaux n'est pas bonne, elle nuit aux intestins.

P

Paralysie. — Boire beaucoup de tisane avec racine de valériane et racine de saponaire. Grands bains avec du sel de mer. Frictions avec du baume Nervins.

Pariétaire. — Pour les voies urinaires et les maux de reins.

Patience (Racine). — Pour le sang boutonneux.

Pêcher (Fleur). — Pour les vers et purge en même temps.

Péritonite. — Bains de siège de fromageon (petite mauve) et de guimauve. Cataplasmes de farine de lin sur le ventre. Tisane de fleurs de bouillon blanc et de fleurs de guimauve, en boire longtemps. Bouillon de carottes le soir.

Persil (Racine). — Pour la vessie ; aide à uriner.

Pervenche. — Les infusions de feuilles servent beaucoup dans les grandes hémorrhagies d'hommes. Elles sont bonnes aussi dans les engorgements du foie.

Petit chêne. — Pour les rhumatismes articulaires, en infusions très chaudes.

Phlébite (Inflammation des veines). — Tisane avec verveine, aigremoine, racine de fraises, racine de chiendent et un peu de petite centaurée, cuire 4 minutes, en boire un litre par jour pendant 12 jours. Cela fait beaucoup uriner et les urines sont très rouges. Beaucoup de bouillon de poireaux.

Phtisie. — Prendre à jeun une infusion de bourgeons de sapin. Dans la journée, tisane avec fleurs de sureau, fromageon (petite mauve), aigremoine, un peu de tête de pavot blanc, sucrer avec du sirop de fumeterre. Boire le soir une infusion chaude de son de blé frais pendant 15 jours et recommencer de temps à autre, à la volonté du malade.

Pierre. — Une cuillerée de sirop de cresson à jeun. Tisane de pariétaire, racine de persil et de guimauve. Cataplasmes de farine de lin sur le ventre.

Piqûres de mouches malsaines. — Mettre un peu de camphre dans du vinaigre de vin et laver souvent la piqûre avec.

Plaies variqueuses. — Jeter du vin rouge bouillant sur des feuilles de pas-d'âne et les appliquer sur la plaie.

Plaies. — 1° Il faut purger beaucoup le sang avec de la fleur de houblon. Graisser les plaies au moins deux fois par jour avec de la teinture d'arnica.

2° Pour empêcher les plaies de se former, prendre un quart de saindoux, y ajouter pour 10 centimes de précipité rouge et graisser deux fois par jour. Quand ces plaies sont formées, graisser avec de l'huile de millepertuis et dans les deux cas, après quelques minutes que l'on aura graissé, saupoudrer de fécule.

Plantain à feuilles rondes. — S'emploie en décoction (2 minutes) dans les maladies des yeux. Se laver souvent les yeux avec cette eau. La plante verte guérit les ulcères.

Pneumonie ou fluxion de poitrine. — Prendre à jeun pendant 8 à 10 jours deux verres de bouillon composé de mou de veau, choux rouges et navets ayant une heure de cuisson ; saler avec du sel marin si c'est possible. Le soir, avaler une cuillerée à bouche de looch blanc. Dans la journée, sucer souvent des tablettes d'escargots, ou à leur défaut, boire du sirop d'escargots par cuillerée à café. Et pendant 15 jours prendre quatre ou cinq verres par jour de la tisane suivante : lichen, serpolet, véronique, scolopendre, 4 à 5 grammes chacun, hysope, 25 centigrammes ou une prise ; pour un litre d'eau, infusion ; sucrer avec du sirop de tussilage ou du sirop de Tolu.

Poireaux (Bouillon de). — Enlève l'inflammation et excite les urines. Très efficace dans bien des maladies, notamment dans les maladies de foie, d'intestins, d'hydropisie. Comme remède. externe en cataplasmes et cuit dans du saindoux il est d'une grande efficacité dans les inflammations.

Polypes. — Piler de la ciguë et mettre en cataplasmes pendant plusieurs nuits.

Polypes du nez. — Se graisser souvent avec de l'huile de lin. Respirer souvent de l'eau salée (mettre une cuillerée de sel de mer dans un verre d'eau). Piler de la racine de grande consoude et mettre en cataplasmes sous le nez pour la nuit.

R

Rage. — Cautérisation au fer rouge aussitôt après la morsure. Tisane avec argentine, fleurs de benjoin et feuilles de malmaison, sucrer avec du sirop de fumeterre. (Pour mémoire.)

Rate. — Ce qui convient, c'est la centaurée, l'aigremoine, l'arnica. Un papier rigolo sur le côté.

Rétention d'urine. — Faire bouillir dans un litre d'eau jusqu'à réduction de moitié, deux cuillerées à bouche de graine de lin, ajouter ensuite une cuillerée de miel et boire à volonté.

Rétention (Remède externe). — Appliquer sur le bas-ventre des cataplasmes de poireaux cuits légèrement dans du saindoux.

Rhume. — Le bouillon de mou de veau et de navets est très pectoral et bon pour les gros rhumes.

Rhume de cerveau. — Jeter de l'eau bouillante sur des fleurs de sureau, les mettre en cataplasmes chaud sur le front pour la nuit. Priser du camphre mêlé d'un peu de soufre.

Rougeole. — Infusions de tilleul fortes et très chaudes pour faire sortir les boutons.

S

Saignement de nez. — Laver le front avec du vinaigre. Mettre des compresses de citron.

Salsepareille (Sirop de). — Fait passer l'âcreté du sang, nettoie le sang boutonneux et mélangé d'humeurs.

Santoline. — Pour les petits vers araignées.

Saponaire (Racine). — Se prend pour dépurer le sang et pour le sang boutonneux. Très bonne pour les dartres et la gale.

Sauge. — V. Vomissements.

Saule (Seconde écorce). — Contient du fer. Bonne pour le sang faible.

Scolopendre. — En infusion, arrête les hémorrhagies d'en bas.

Scorbut et autres maladies de la bouche. — Faire bouillir lentement dans un demi-litre de bon vin rouge, 5 ou 6 feuilles de menthe poivrée, autant d'angélique et de feuilles de sauge, 4 ou 5 feuilles de plantain rond, se laver la bouche plusieurs fois par jour avec ce vin. Mâcher et tenir fraîches dans la bouche l'une des plantes : cochléaria, cresson, oseille.

Séneçon des oiseaux. — Voir cataplasmes.

Serpolet. — Réchauffe les bronches, chasse de la poitrine les glaires engorgées, calme les quintes de toux, la toux nerveuse, la coqueluche, calme les nerfs. Bon au début de l'épilepsie. Mélangé d'un peu de centaurée (petite), combat de petites mauvaises fièvres.

Sirop de raifort iodé. — Est préférable à l'huile de foie de morue, parce qu'il contient du fer. Il purge et fortifie ; est bon pour toutes les maladies de faiblesse et pour les maladies de cœur.

Spasmes. — Grands bains avec décoction (2 minutes) de

fleurs de houblon. Tisane de racine de valériane, racine de pissenlits. Et magnétiser les membres.

Spleen. — Prendre de temps en temps, le plus possible, pendant 8 jours, des infusions de menthe poivrée et de fumeterre ; deux pilules Morizon, le matin à jeun, par semaine. Frictionner souvent les jambes avec de l'eau fraîche.

Sureau (Seconde écorce de). — Pour l'hydropisie ; est aussi purgative.

T

Tétanos. — Il faut y remédier aussitôt, car c'est très difficile à guérir. Prendre une pincée de sauge, une de basilique, quelques bouts d'angélique, mettre tremper tout cela dans un litre de bon vin, et en frictionner les membres plusieurs fois par jour. Prendre de bonnes infusions de mélisse sucrées avec du sirop de fumeterre.

Tête (Mal de). — 1° Jeter de l'eau bouillante sur de la fleur de sureau, et mettre en cataplasmes sur la tête.
2° Se laver le front avec du vinaigre étendu d'eau.

Trèfle de ruisseau ou Ményanthe. — Est bon pour les maux de tête, la faiblesse, les tiraillements d'estomac.

Tumeurs internes. — Infusions de capillaire et de feuilles de grande consoude.

U

Ulcères. — Les feuilles vertes de bardane, pilées et appliquées sur la chair, servent pour les ulcères anciens.

V

Valériane (Racine de). — Pour les maladies nerveuses et les tremblements de nerfs.

Variole. — Prendre à jeun une cuillerée à bouche de sirop antiscorbutique, et de très fortes infusions de fleurs de pêches et de tilleul, pour faire transpirer.

Vers intestinaux. — 1° Le lait bouillant jeté sur des gousses d'ail est très utile pour toutes sortes de mauvais vers, même pour le solitaire, mais cela rend très malade. La poudre de vers grillés détruit tous les vers, le solitaire excepté ; pour celui-ci, la racine de fougère mâle est immanquable.

2° Prendre du semen-contra à jeun et les premiers vers rendus les griller et réduire en poudre. Prendre de cette poudre dans une cuillerée d'eau sucrée, à jeun, 8 jours de suite ; aucun ver ne restera, excepté le ver solitaire. Cette poudre détruit aussi les couleuvres, les vipères, toute vermine possible.

Verrues. — Prendre de la chélidoine, grande éclaire ; en la cassant on obtient un jus jaune avec lequel on guérit les verrues.

Véronique. — En infusion guérit les quintes de toux.

Verveine. — Pour les efforts, chutes, entorses, etc., piler la plante verte et mettre sur la chair même plusieurs jours et nuits de suite, sans y toucher. C'est sûr d'une prompte guérison. Les entorses sont guéries en 24 heures. En tisane, elle n'est pas moins utile pour les maux de reins, les inflammations d'intestins, les chutes, éruptions de sang, pleurésie.

2° Je vous le répète, la verveine est un remède souverain qui rend de grands services. L'hiver on ne peut l'employer verte ; on jette dessus du vin bouillant et cela fait aussi bien son effet.

Vessie (Maladies de la). — Infusions de pariétaire. Le bouillon de poireaux et de carottes est très bon.

Violettes (fleurs). — Les infusions sont pour calmer les angines.

Vomissements. — Infusions de sauge.

Y

Yeux (Collyre pour fortifier la vue). — Fleurs de bluets, feuilles rondes de plantain et fleurs de lis blanc. Cuire deux minutes, se laver souvent les yeux avec cette eau. Ajouter quand c'est nécessaire une pincée de sel de cuisine pour nettoyer les glaires qui se trouvent dans les yeux. Et lorsqu'il y a inflammation mettre en plus du capillaire.

Yeux (Inflammation des paupières). — Piler du cerfeuil et mettre en cataplasmes pour la nuit.

Yeux (Taies aux yeux). — Piler de la salade laitue et du cerfeuil, mettre en cataplasmes 6 nuits de suite sur les yeux. De jour, laver avec de l'eau de fleurs de roses de Provins.

SECONDE PARTIE

Remèdes éprouvés de sources différentes.

« C'est du Nord aujourd'hui, que nous vient la lumière. »
(*Un Ami dans la paix, un Allié dans la guerre*).

A

Anémie, chlorose. — Manger tous les jours une soupe d'orties piquantes. (1)

« La soupe à l'ortie est un remède populaire en Suède où tout le monde est plus ou moins anémique au printemps : les ténèbres de l'hiver causent ces maladies du sang. Sous l'influence de l'ortie l'anémie disparaît très vite.

Il est certain que l'ortie rend dans l'anémie plus de services que les ferrugineux empruntés à la pharmacie. »

DOCTEUR AGNER DE STOCKHOLM.

(Extrait de la « *Revue des sciences* » de M. Henri de Parville (*Journal des Débats*).

(Autre remède). — 1° Prendre le matin à jeun une infusion de trois feuilles d'absinthe.

2° Manger le matin une bonne assiettée de soupe panade saupoudrée de craie ou mieux encore de poudre d'os (2)

---

1. Faire bouillir 2 à 3 minutes des tiges fraîches d'orties ; ensuite les hacher extrêmement fin et les ajouter à des panades ou à du bouillon de bœuf ou de porc.

2. On l'obtient en faisant cuire sur un feu doux des os de bœuf, de vache ou de mouton, les retourner de temps à autre et les laisser jusqu'à ce qu'ils deviennent blancs, les réduire en poudre avec un pilon ou un marteau et les passer au tamis. Cette poudre

(Il faut prendre chaque jour une cuillerée à café de cette poudre).

3° Faire dissoudre 30 grammes de sulfate de fer première qualité dans un demi-litre d'eau ; mettre une cuillerée de cette dissolution dans une bouteille de bon vin d'un an au moins, et la boire chaque jour.

4° Manger tout ce qui fait plaisir, dormir autant qu'on en sent le besoin, se donner de l'exercice. Suivre le régime pendant deux mois.

Feu le bon curé de Pioussais (praticien très âgé, philanthrope ayant une grande réputation et des remèdes originaux très efficaces) :

« Grâce à ce régime scrupuleusement observé, une jeune fille de 18 ans réduite au dernier état de l'anémie et condamnée par tous les médecins, a recouvré une santé florissante qu'elle a conservée depuis lors. Elle a actuellement 25 ans et est mère de famille. »

Anémie, pâles couleurs, flueurs blanches, mal de reins. — Prendre à jeun, et en se couchant, ou bien une heure avant les deux principaux repas, un verre de Madère au début, ensuite un verre à Bordeaux de vin de Marrube blanc. (1)

(Nombreuses cures avec ce remède qui est populaire dans une partie du département du Cher.)

Albumine. — Bouillon de poireaux (V. Diabète).

Angine couenneuse ou diphtérie. — *Croup.* — 1° Sérum de l'Institut Pasteur. A défaut de sérum les remèdes suivants :

2° Maintenir dans la bouche de l'enfant un petit morceau de glace que l'on renouvelle aussitôt qu'il est fondu ; ce morceau de glace sert à la fois de topique et de boisson ; l'effet en est prodigieux. Après une heure ou deux heures au plus de cette médication, le gonflement des amygdales diminue et la déglutition devient facile ; quelle que soit la

(phosphate de chaux naturel) par pincée dans la soupe ou les aliments est indispensable aux petits enfants pour la formation du système osseux. Elle n'est pas moins utile aux personnes anémiques, faibles, délicates. Dose pour adultes, une cuillerée à café par jour.

1. Faire macérer pendant 48 heures, dans un litre de bon vin blanc 40 grammes de Marrube blanc. Passer. Pour les personnes nerveuses remplacer le vin blanc par du bon vin rouge de Bordeaux.

période de la maladie, on peut assurer qu'il n'est jamais trop tard. J'ai vu des enfants mourants revenir ainsi à la vie comme par enchantement. Ce remède si simple et si efficace, je l'ai découvert et administré pour la première fois en 1850, et depuis cette époque, je n'ai pas eu à déplorer un seul insuccès.

Extrait du livre *Les petits enfants malades, conseiller médical des mères de famille*, par le docteur Grand-Boulogne, chevalier de la Légion d'Honneur, ancien vice-consul de France.

3o Délayer une cuillerée à soupe de fleur de soufre dans un verre d'eau ; prendre de cette potion une cuillerée à soupe d'heure en heure après avoir agité le mélange.

Six cas mortels d'angine, six guérisons. Découverte du Dr Lougardière, à Saint-Paul-Lisonne (Dordogne). Extrait de la *Gazette des Hôpitaux*.

Anthrax. Clous. Furoncles. — Prendre trois fois par jour, au commencement des repas, une cuillerée à café de levure de bière fraîche (renouvelée tous les jours pendant l'été, tous les deux jours l'hiver) délayée dans une infusion de fumeterre. Dans les cas rebelles doubler la dose.

Artères (Maladies des). — V. Veines.

Asthme. — Iodure de sodium 7 grammes. Iodure de potassium 7 grammes. Iodure d'ammonium 7 grammes. Eau distillée 1000 grammes. Prendre une cuillerée à soupe matin et soir.

LE MAJOR***.

Autre remède. — Mettre infuser dans l'eau-de-vie des grains d'hièble fraîche, ajouter autant de sucre qu'il faut pour faire une liqueur dont le malade prendra une cuillerée à bouche matin et soir. On peut également préparer un sirop avec le suc exprimé des baies d'hièble.

Athrepsie. — V. Diarrhée infantile.

B

Bains de mains et bains de pieds pour engelures, crevasses, plaies, contusions, foulures, etc. — Morelle, une poignée (10 ou 12 grammes), argentine deux poignées, 15 à 20 grammes pour un litre et demi d'eau ; faire bouillir 5 minutes, passer. Rester dans ce bain 20 minutes en le réchauffant avec la même eau. Ensuite appliquer sur le mal une pâte composée d'huile d'amandes douces et de farine qu'on délaye dans le creux de la main. Le même bain peut servir deux ou trois fois. Répéter l'opération plusieurs fois par jour.

Madame D..., citée au chapitre I.

Bronchite. — Rhume. — Sirop de codéine 30 grammes, sirop de bourgeons de sapin 30 grammes, sirop de tolu 30 grammes; mêlez. Mettre une cuillerée à bouche dans une tasse de lait chaud, à prendre matin et soir.

Autre remède. — Jeter du lait bouillant sur du lierre terrestre et en prendre une tasse chaude matin et soir.

Brûlures. — Pour guérir instantanément les brûlures, quelque fortes soient-elles, prendre de la gelée de groseilles et l'appliquer aussitôt ; elle enlève à l'instant toute douleur et arrête tous les autres effets de la brûlure.

Autre remède. — Après avoir pris les précautions préliminaires, faire une émulsion de blanc d'œuf et d'huile d'olive, puis à l'aide d'un pinceau très doux, badigeonner les plaies d'une façon continue. Tant que dure ce badigeonnage la douleur disparaît ; plus tard la douleur n'est plus qu'intermittente ; dès qu'elle se fait sentir on recommence. La croûte qui se forme préserve la plaie et lui permet de se cicatriser.

Autre remède. — Fleurs de millepertuis infusées dans de l'huile d'olive et du vin. Mettre sur la brûlure des fleurs de millepertuis avec de l'huile ; recouvrir d'un linge de toile et ne pas défaire ce pansement pendant plusieurs jours. Se contenter d'imbiber le linge d'huile trois à quatre fois par jour, afin d'éviter d'enlever la nouvelle peau qui se forme. C'est ce qui fait que cela ne laisse pas de traces après la complète guérison (1).

(*Remède Lorrain*).

---

1. *Composition.* — Mettre dans un bocal deux tiers de bonne huile d'olive et un tiers de bon vin vieux rouge, y ajouter 4 ou 5 poignées de fleurs de millepertuis. Exposer le bocal au grand soleil pendant 40 ou 50 jours ; le rentrer la nuit et remuer ce mélange tous les jours durant la fermentation. Recouvrir d'un papier et d'un parchemin.

C

Choléra. — Piler quelques bulbes d'ail dans un mortier, avec addition de 50 à 75 centigrammes d'encens, employer cette pommade en frictions et en cataplasmes sur plusieurs parties du corps, principalement sur les régions thoracique et abdominale ; administrer en même temps plusieurs tasses d'infusion chaude d'ail. Dans la période algide du choléra, alors que tout l'organisme est stupéfié, et que la vie anéantie va s'éteindre, maintes fois, à notre grand étonnement, nous avons vu la réaction s'opérer, et le malade marcher sans entrave vers la guérison. Malgré la figure décomposée et livide, le pouls insensible, les ongles violets, les extrémités froides, le hoquet, les crampes, la stupeur et l'asphyxie cholérique, présages d'une mort certaine, nous avons vu, sous l'influence de l'ail, les ressorts de la vie se mettre en mouvement, sur des cholériques, pour ainsi dire agonisants.

Dr MICHEL D'AVIGNON. *Traité pratique.*

Autre remède. — Frictionner l'estomac et le ventre (avec du linge d'un tissu grossier, trempé dans l'eau chaude), jusqu'à ce qu'ils soient couverts de sueur, et que des vomissements se produisent. Ensuite absorber une boisson composée de cumin cuit dans du lait.

Grâce à cette méthode, l'abbé Kneipp dit avoir sauvé en 1885, 40 cholériques sur 41.

Clous. — Faire bouillir de la crême de lait avec du savon de Marseille ; cela forme un onguent qu'on emploie plusieurs fois par jour jusqu'à la guérison qui a lieu promptement. Boire des tisanes dépuratives (1).

1. *Tisanes dépuratives* : (Infusion) 1º Fumeterre. 2º Pensée sauvage. 3º Feuilles de saponaire ; séparément et réunies. (Ensemble elles ont plus d'action). 4º Fleurs de houblon. (Décoction). 5º Tiges de douce-amère. 6º Racine de chicorée. 7º Racine de saponaire. 8º Racine de patience. 9º Racine de salsepareille : (propriétés spéciales antisyphilitiques). 10º Racine de bardane : (propriétés spéciales, énergiques, contre la goutte et les rhumatismes).

Autre remède. — Employer *l'onguent noir* émollient, fondant et résolutif (1).

V. Anthrax.

Cœur (Palpitations de). — Prendre, matin et soir, une heure avant les deux principaux repas, un verre à liqueur de vin de Romarin préparé ainsi :

Faire macérer à froid pendant 24 heures, dans une bouteille de bon vin blanc, une poignée (25 grammes à peu près) des sommités de romarin. Filtrer. Remplir la bouteille et laisser infuser de nouveau pendant 15 à 20 jours.

Constipation. — Boire dans la journée d'heure en heure une cuillerée d'eau pure.

Contusions, coupures, meurtrissures. — Appliquer le plus tôt possible de l'huile de millepertuis ; s'il y a simple contusion, en verser 3 ou 4 gouttes sur le mal ; s'il y a blessure, bien laver la plaie et imbiber d'huile un tampon de charpie ; resserrer autant que possible les lèvres de la plaie et appliquer la charpie ; la laisser sur la plaie et deux fois

---

1. Sa composition ; ses propriétés : Huile d'olive 500 grammes, minium, céruse, cire neuve, de chacun 125 grammes, térébenthine bien claire 100 grammes. Mettre dans une bassine, sur le feu, l'huile, le minium et la céruse, lorsqu'ils seront bien cuits en consistance d'onguent, retirer la bassine du feu pour y ajouter la térébenthine en remuant toujours avec une spatule de bois ; remettre sur le feu et quelques moments après y ajouter la cire et faire cuire le tout à la consistance requise ; remettre après l'onguent refroidir en remuant toujours, ce qu'il faut observer depuis le début jusqu'à la fin.

Pour s'en servir, le faire ramollir dans de l'eau bien chaude ou le faire fondre sur un feu doux dans un plat de terre. Laisser l'emplâtre depuis deux jours jusqu'à quinze pour que la tumeur ait le temps de se résoudre et de se dissiper. Il ne se gâte point pourvu qu'on le conserve dans un endroit sec.

Cet onguent amollit les parties dures, incise les humeurs épaisses, résout celles qui sont visqueuses et tenaces et dissipe les congestions ; il est excellent contre les loupes, les ankyloses, les tumeurs scrofuleuses, celles qui viennent aux pieds et aux mains, qui menacent de suppuration, et partout où il y a de l'enflure ; il est encore bon pour les tumeurs des mamelles causées par un lait grumelé. Il conduit doucement la suppuration dans tous les cas ; et lorsque les abcès ont suffisamment suppuré, il les cicatrise sans autre secours et fond la dureté qui reste. Il est efficace aussi contre certains maux de genou.

par jour y verser quelques gouttes d'huile. Généralement la souffrance cesse aussitôt l'application du remède.

Convulsions. — Donner à l'enfant deux ou trois fois par jour une cuillerée à bouche de suc de séneçon des oiseaux. — Ce remède fait cesser avec la rapidité de l'éclair les convulsions les plus violentes.

Dr FENAZZI (*Traité pratique*).

Coqueluche. — Lierre terrestre 3 gr. ; serpolet 3 gr. ; pas-d'âne (feuilles) 1 gr.; petite centaurée 50 centigrammes pour un demi-litre d'eau (infusion). Si elle est accompagnée de vomissements ou d'hémorrhagies ajouter mille-feuille, fleurs 50 centigrammes. Prendre par jour, tiède, un verre à un verre et demi, selon l'âge, pour les enfants jusqu'à 5 ans, au-dessus de cet âge 2 verres. — *Adultes*, moitié en plus des doses ci-dessus et prendre 3 verres par jour. Ajouter du sucre ou du miel (Boire cette tisane à jeun, une demi-heure avant les repas ou une heure au moins après).

Croup. — V. Angine couenneuse.

D

Démangeaisons. — Mettre matin et soir de la pommade soufrée. recouverte le soir d'un cataplasme de farine de riz qu'on laisse toute la nuit, et boire des tisanes dépuratives.

Autre remède. — Décoction de cerfeuil dans du lait (faire bouillir 2 minutes). Se laver avec et mettre en compresses. Très efficace aussi pour les parties échauffées par la marche ou par le lit.

Diabète et Albuminurie. — Suivre toutes les prescriptions de l'hygiène spéciale aux diabétiques, notamment : 1° éviter les occupations absorbantes ; 2° avoir de l'exercice, de la gaieté, la volonté de guérir ; 3° ne manger que du pain de seigle et des viandes bien rôties et bien grillées ; 4° manger peu de légumes ; 5° s'abstenir de tout farineux et de choses sucrées ; et 6° prendre tous les jours, deux heures au moins après chaque repas, deux grands verres de tisane au poireaux ayant une demi-heure de cuisson douce (ajouter quelques grains de sel) et deux grands verres de tisane aux feuilles et rameaux de noyer préparée ainsi : Faire bouillir 75 centilitres d'eau pendant 3 minutes, seule ; pendant que l'eau est en ébullition y mettre trois rameaux de feuille de noyer et les laisser infuser toute la nuit ; le matin retirer les feuilles de l'eau, sans filtrer la tisane. Toujours se servir de la même cafetière. Ajouter une cuillerée d'eau-de-vie pour les deux verres.

Diabète seul. — Les rameaux de noyer.

Albumine. — Le poireau.

LE CURÉ DE PIOUSSAIS.

Résultat chez un homme de cinquante ans ayant 45 grammes de sucre par litre et 74 centigrammes d'albumine : après 6 semaines les doses étaient diminuées de moitié ; après trois mois il ne restait rien.

Dents (mal de). —1° Piler une gousse d'ail et l'appliquer, du côté de la dent malade, sur le petit creux du poignet, au-dessus de la paume de la main. Il se forme une vésicule qui calme la douleur. Lorsque l'effet est produit, retirer l'ail.

2° Introduire dans la dent malade du coton hydrophile imbibé de Formol génarié.

Dr CAPITON.

Sa préparation : à une solution commerciale de formol, ajouter 20 0/0 d'essence de géranium ; on obtient ainsi un liquide d'odeur très agréable, très antiseptique et analgésiant.

3° Mastiquer de l'écorce de cannelle ; si cette écorce est de bonne qualité, la douleur se trouve presque toujours immédiatement soulagée et cela sans les inconvénients que présentent la créosote, l'acide phénique.

4° *Fluxion. Gargarismes.* — Décoction de racine de guimauve et d'une tête de pavot. Ajouter dans chaque tasse de gargarisme 4 à 5 gouttes de teinture d'arnica.

Dr RÉGNAULT, dentiste à Paris.

Diarrhée. Dysenterie (pour adultes).—Guimauve, feuilles 8 grammes ; argentine 5 grammes ; capillaire 4 grammes ; fenouil feuilles 25 centigrammes, pour un litre d'eau (infusion) à prendre par jour, tiède. Sucrer copieusement.

Diarrhée infantile (athrepsie). — Guimauve feuilles 3 grammes ; argentine 2 grammes ; capillaire 1 gramme ; fenouil feuilles 10 centigrammes pour 3 verres d'eau à prendre par jour ; 2 verres pour les enfants de 4 à 6 ans ;

un verre ou un verre 1/2, selon l'âge, par cuillerées, dans un verre ou dans le biberon. Ajouter du sucre.

Dyspepsie. — Infusion de 10 grammes de fleur de chardon bénit, dans 2 verres d'eau, à prendre par jour, en deux, trois ou quatre fois, selon les exigences de l'estomac.

(Traité pratique).

E

Eczéma aux mains. — 1° Boire 4 à 5 verres par jour de tisane dépurative. 2° Faire fondre au bain-marie pour 25 centimes de suif de mouton, très frais, y mêler une cuillerée à soupe d'alcool à 90 degrés, une cuillerée de soufre en poudre, une cuillerée de saindoux ; battre en neige. Mettre deux fois par jour sur la partie malade et recouvrir d'une toile. Cette pommade se conservera longtemps.

Embonpoint. — Moyen pour le prévenir et le combattre. Prendre sans cesse 3 tasses par jour de la tisane indiquée page 148 contre les maladies des veines et suivre ces prescriptions hygiéniques : Pas de repas copieux, manger de la viande sèche, peu de légumes, peu de potages ; ni farineux, ni chocolat, ni produits gras, huileux. Boire peu ; du vin pur ou peu mouillé aux repas.

Le Curé de Pioussais.

Engelures. — Se graisser avant de se coucher avec de l'huile de pied de bœuf et mettre des gants par dessus (Prendre de la tisane dépurative).

Engorgement laiteux des mamelles. — Cataplasmes de séneçon des oiseaux cuit dans de l'eau ou du lait.

Erysipèle. — Jeter du lait bouillant sur des fleurs de sureau et sur une feuille de molène ou bouillon blanc ; laisser infuser 5 minutes et appliquer en cataplasme : le maintenir humide en l'arrosant avec du lait bouilli, tiède. Le changer plusieurs fois par jour. Boire de la tisane dépurative.

F

Fièvre muqueuse. — V. Fièvre typhoïde.

Fièvre typhoïde. — On fait un grand cataplasme d'oignons crus, hachés et écrasés ; on le place aux pieds du malade de façon qu'ils soient bien recouverts dessus et dessous. On le retire au bout de 7 à 8 heures, et la fièvre est conjurée.

Petits remèdes par un végétarien. — A propos de ce remède on nous communique les notes suivantes :

Plus de vingt guérisons ont été obtenues avec ce remède, au grand étonnement des médecins, qui ne pouvaient se rendre compte de ce que la fièvre avait disparu du jour au lendemain.

L'abbé*** Curé de X... (Bourgogne).

Même résultat chez une fillette de 4 à 5 ans atteinte depuis plusieurs jours d'une méningite qu'aucun remède ne calmait.

Peut-être ce remède agirait-il de même vis-à-vis d'autres fièvres malignes : les intérêts en jeu invitent MM. les docteurs à l'expérimenter.

15 septembre 1902.

J'ai expérimenté ce remède depuis plus de vingt ans, dans les fièvres typhoïdes et muqueuses, toujours avec succès. Le fait s'est produit encore il y a huit jours, au grand étonnement des médecins.

L'abbé*** curé de X..., Algérie, 5 octobre 1902).

Fluxion. — V. Dents (mal de).

G

Gastralgie. — Salicylate de bismuth 7 grammes. Magnésie calcinée 7 grammes pour 15 cachets. Prendre un cachet aussitôt après les principaux repas.

Docteur X.

Dans plusieurs cas de gastralgie chronique aiguë, compliquée de vomissements, soulagement immédiat.

Goutte et rhumatismes. — Médication du Dr Delarue de Bergerac : 1° infusion de feuilles sèches de frêne, 10 à 20 grammes pour 200 grammes d'eau, sucrée ou non, aromatisée avec une pincée de feuilles de menthe ; par tasse à thé toutes les trois heures, ou seulement le matin à jeun, et le soir après la digestion du dernier repas, suivant l'intensité de l'affection ; 2° lavements deux ou trois fois par jour (même formule que la tisane) ; 3° feuilles appliquées et maintenues pendant quelques heures sur les points douloureux et même sur tout le corps, le visage excepté, après les avoir préalablement fait chauffer dans une étuve quelconque.

(Traité pratique).

Goutte. Ulcère. — Faire bouillir pendant quinze minutes une poignée de feuilles de fougère mâle dans un litre et demi d'eau ; passer, baigner la partie malade, avec cette eau tiède pendant un quart d'heure, trois ou quatre fois par jour. Lorsque le remède a produit son effet (après douze à quinze jours plus ou moins), ajouter des souches avec les feuilles.

Goutte. — Prendre trois ou quatre fois par jour à distances égales, une tasse de tisane composée d'une infusion de feuilles de chêne dans laquelle on met une pincée de bicarbonate de soude. Sucrer à volonté.

Gravelle. — 1° Laisser infuser pendant une nuit dans un verre de vin blanc 4 grammes de semence de grateron en poudre ; avaler le tout le matin à jeun.

Dr CAZIN.

H

Haleine mauvaise, fétide. — L'écorce d'orange tenue dans la bouche, diminue la fétidité de l'haleine, la racine d'angélique et les feuilles de menthe agissent de même.

Hémorrhagies. — La poudre de serpolet introduite dans le nez arrête les hémorrhagies nasales et prise à l'intérieur est aussi efficace contre les hémorrhagies utérines.

(Traité pratique).

Hernies (Guérison des). — Écorce de grenade 15 grammes, sumac concassé 15 grammes, fleurs de roses de Provins 40 décigrammes, sel ammoniac 40 décigrammes, bon vin rouge une bouteille. Faites bouillir le vin, puis mettez-y les objets ci-indiqués ; fermez hermétiquement et laissez infuser pendant 3 jours. Ensuite trempez dans cette infusion des linges compresses qu'on renouvelle matin et soir jusqu'à disparition de la hernie, chose qui se produit le plus souvent après 8 ou 10 jours de traitement.

Hoquet. — Boire lentement en se bouchant les oreilles.

Hydropisie. — Décoction de deux à trois poignées de grateron fraîchement cueilli dans un litre et demi d'eau réduit à un litre, à prendre chaque jour par tasses.

Dr CAZIN.

I

Insomnie chez les enfants et petits enfants. Sommeil agité. — De légères infusions de tilleul, matin et soir, suffisent le plus souvent à les calmer. On peut y ajouter une ou deux feuilles d'oranger. De même avec une dose plus forte, contre de légères insomnies chez les adultes.

L

Laryngite. — Sucer de petits morceaux de bois de réglisse ou bois doux. Se gargariser avec une forte décoction du même bois.

LE CURÉ DE PIOUSSAIS.

Autres remèdes. — 1° Infusion de feuilles de vélar, (érysimum),15 grammes pour un litre d'eau.

2° Infusion de lierre terrestre et de feuilles de ronces édulcorées avec du sirop d'érysimum.

M

Méningite. — V. Fièvre typhoïde.

Migraine. — Infusion de 10 grammes de feuilles de

ményanthe ou trèfle d'eau dans 200 grammes d'eau à prendre en deux fois, matin et soir. Edulcorer chaque tasse avec une cuillerée à bouche de sirop de valériane.

Moustiques. — Prendre un morceau de camphre de la grosseur d'une noix et le faire évaporer en le plaçant sur une plaque de métal au-dessus d'une lampe, mais en ayant soin qu'il ne brûle pas ; les vapeurs remplissent la chambre et chassent les moustiques qui ne reviennent pas, même si la fenêtre est ouverte.

Muguet. — Délayer un blanc d'œuf très frais dans un verre d'eau avec un morceau de sucre. En boire une gorgée de quart d'heure en quart d'heure ; « cela fait rendre des peaux qui se détachent de l'estomac. Pour la même raison, ce remède est bon dans l'angine. »

N

Néphrite albumineuse. Albuminurie. — Infusion de 15 à 20 grammes de fleurs sèches de genêt à balai, bien conservées, dans un demi-litre d'eau.

Dᴿ BOUCHARDAT.

Le vin préparé avec la cendre de genêt agit promptement et sûrement dans l'anasarque et l'albuminurie ; c'est un excellent diurétique.

Traité pratique.   Dᴿ CAZIN.

O

Oreilles (Maux d'). — Faire fondre dans de l'eau bouillante du sel de cuisine, sel de mer de préférence ; incliner la tête du malade tantôt d'un côté, tantôt de l'autre. Verser goutte à goutte dans les oreilles l'eau salée tiède. Il rendra par les oreilles et par le nez une quantité de matières qui le soulageront de suite et sera promptement guéri.

P

Panaris. — 1° Pendant toute sa durée, quel que soit le remède externe employé, prendre chaque jour 3 verres, au moins, de tisane fortement dépurative.

2° Etendre gros comme une noix de levain de campagne ; piler une gousse d'ail avec du gros sel grugé, l'étendre dans le levain et envelopper avec le panaris ; laisser 24 heures. Ensuite prendre du saindoux frais saupoudré de camphre avec lequel on enveloppe le panaris. Renouveler tous les jours jusqu'à guérison.

Remède Lorrain.

3° 60 grammes de térébenthine de Venise pour un jaune d'œuf, battre et appliquer sur le mal. Renouveler tous les soirs jusqu'à la guérison qu'on obtient après quatre jours au plus.

Phlébite. — Grosses tiges de ronce dont on enlève la première écorce, 12 à 14 grammes ; douce-amère 12 à 14 grammes. Faire bouillir pendant 15 minutes dans un litre d'eau, prendre trois verres par jour au moins.

S'il y a de la fièvre ajouter 1 à 2 grammes de petite centaurée (pas de quinine).

Remède externe. — Faire bouillir à vase clos, pendant une heure dans 2 litres d'eau (eau de rivière ou de pluie de préférence), deux ou trois poignées de feuilles de chêne sous lesquelles on met une grande serviette de grosse toile très souple. Envelopper l'endroit malade avec cette serviette pliée en trois ou quatre ; recouvrir de ouate, de taffetas gommé et d'un linge par dessus. Laisser toute la nuit. Se servir d'un poëlon en terre spécialement affecté à cet usage.

(LE CURÉ DE PIOUSSAIS).

Phlébite (autre remède). — 1° Compresses chaudes sur le membre malade avec infusion de sureau ; renouveler souvent et recouvrir de taffetas chiffon et d'ouate; 2° Teinture d'hamamélis; 15 gouttes avant les principaux repas ; 3° Si la sensibilité n'est pas trop grande, masser légèrement de bas en haut avec la main étendue de vaseline ; dans le cas contraire, avant de mettre les compresses, étendre matin et soir de la vaseline boriquée sur le membre malade.

Si la phlébite est au bras, après quelques jours de compresses, prendre un bain local matin et soir dans une infusion chaude de fleurs de sureau ; y rester 15 à 20 minutes ; massage léger de vaseline ensuite ; recouvrir d'ouate et de taffetas chiffon.

Phtisie pulmonaire. — Prendre deux fortes poignées de

cresson de fontaine qui ne soit pas monté et une poignée
de cerfeuil ; piler le tout dans un mortier ; en exprimer
le jus à travers un linge, puis mêler avec égale quantité de lait tout frais tiré ; faire boire de ce mélange
tiède. Déjeuner une heure après. Promenades par le beau
temps.

Piqûres d'abeilles. — Frottez l'endroit douloureux avec
de l'alcali volatil, et à défaut d'alcali, employez du jus d'oignons crus.

Piqûres d'insectes. — Les piqûres d'insectes, mouches
venimeuses, guêpes, frelons, abeilles, cousins, puces, etc.,
sont instantanément guéries au moyen d'un poireau. Il suffit
de frotter la partie blessée avec ce légume et l'enflure disparaît. On sait combien les négligences peuvent être dange-
reuses.

Pituite. — Après avoir ôté l'enveloppe extérieure d'un
poireau, couper le blanc et un peu de vert en rondelettes
qu'on met le soir dans un verre d'eau, le couvrir et, dans
la belle saison, le laisser dehors toute la nuit. Se gargariser avec cette eau (l'avaler ensuite) trois ou quatre fois le
matin, et recommencer les jours suivants ; on pleure et on
mouche beaucoup.

Celui qui m'a fait connaître ce remède souffrait de pituite
tous les matins ; il en fit usage trois jours et depuis treize
ans elle n'a pas reparu.

Plaies chez les malades alités. — Pour les prévenir :
ajouter à 100 grammes de saindoux pour 10 centimes de
précipité rouge et graisser avec matin et soir.

Pour les guérir : faire fondre au bain-marie pour 15 à
20 centimes de panne ; ajouter de la poudre d'amidon jusqu'à consistance d'onguent.

X... Pasteur protestant.

Potion pectorale, adoucissante et laxative. — Faire
fondre un bâton de réglisse dans un peu d'eau, verser
dessus un verre et demi de lait bouillant, ajouter sucre
bien remuer le mélange et le boire avant de se coucher.

**Purge énergique, dépurative, anti-glaireuse, préven-
tive, de la grippe et des grandes maladies.** — Follicules
de séné 26 grammes, manne en sortes 26 grammes, sulfate
de soude 26 grammes. Mêler : miel 100 grammes, pour un
litre d'eau, faire bouillir 10 minutes ; passer. Prendre

chaud, un verre le matin à jeun de 6 à 7 heures, le second verre après le premier déjeuner, vers 10 à 11 heures ; le troisième verre de 4 à 5 heures, et le reste le lendemain matin. Cette purge peut remplacer l'élixir anti-glaireux de Paul Gage, très souvent prescrit par Mme Kelsch.

R

Rétention d'urine. — Faire un cataplasme de queues de poireaux bouillies dans du lait, qu'on applique sur le bas-ventre, et boire une tisane de blancs de poireaux et de persil.

Rhumatismes chroniques. — Coucher sur un matelas de feuilles fraîches de fougère préalablement séchées au four ; dans certains cas, la guérison ne se fera pas longtemps attendre.

Rhume. — V. Bronchite.

Rhume de cerveau ou Coryza. — Poudre d'iris 4 grammes, poudre de guimauve 4 grammes, tanin 20 centigrammes. Bien mélanger, respirer une pincée de cette poudre 4 ou 5 fois par jour.

S

Saignement de nez. — 1° Introduire dans les narines un morceau de coton imbibé dans du suc d'ortie, ou bien de la poudre de serpolet.

(Traité pratique).

Serpents (Morsures de). — Administrer au plus tôt 2 grammes de calomel dans 30 grammes de jus de citron et répéter la dose toutes les deux heures. A la troisième dose, le malade, au lieu d'aller *ad patres*, peut retourner à ses occupations.

Le Dr Coristano, d'Uta de St-Paul (Brésil).

Ce docteur déclare avoir traité et sauvé par ce moyen, cent personnes sur cent.

Le même docteur signale un moyen préventif pour éviter les morsures du serpent : il consiste à porter sur soi 5, 10 ou 20 grammes de sublimé corrosif dans un petit sachet attaché à un endroit quelconque du corps. Les serpents s'enfuient à l'approche d'une personne munie de cette substance, et s'ils arrivent à mordre, leur piqûre est inoffensive.

Extrait de la *Revue des Sciences* de M. Henri de Parville (*Journal des Débats*).

Soif (recettes contre la). — 1° Infusion de feuilles de cassis, vertes ou sèches (Très bonne pour les diabétiques).

2° Faire bouillir pendant 15 minutes une poignée d'avoine dans un litre d'eau, passer et boire chaud en y ajoutant du sucre et quelques gouttes de rhum ou de cognac.

Surdité. — Sa guérison dans le cas suivant qui se produit fréquemment : Introduire tous les soirs dans les oreilles, pendant 10 à 15 jours (en penchant la tête tantôt d'un côté, tantôt de l'autre), 2 à 3 gouttes d'huile d'amandes amères. Ce remède fait sortir la pourriture qui obstrue souvent la membrane du tympan et le rétablit dans son état normal.

L'eau bouillie, attiédie, salée au sel marin, produit le même effet.

<h3 style="text-align:center">T</h3>

Tremblements causés par la frayeur. — A la suite d'une frayeur, prenez, matin et soir, une forte infusion de sauge.

Tumeurs. Contusions. — Appliquer tout chaud un cataplasme ainsi composé : faire bouillir quatre poignées de feuilles de douce-amère pilées et quatre onces de farine de lin dans du vin Muscat ou avec du lard. Le Dr Ray dit que par ce moyen il a résolu, dans une nuit, des tumeurs d'un volume très considérable et qu'il a guéri des contusions désespérées.

(Traité pratique).

<h3 style="text-align:center">U</h3>

Ulcères chancreux. — Laver et faire des compresses avec

une décoction de feuilles de chardon bénit ; saupoudrer ensuite avec la poudre des feuilles.

Dʳ ARNAUD de Villeneuve.

V

Veines. Artères. (Maladies des). — *Varices.* — Tisane aux tiges de ronce et à la douce-amère (V. Phlébite).

Vers intestinaux. Lombrics. — Mettre sur le bas-ventre des cataplasmes de tanaisie (Le Dʳ Geoffroy, médecin de l'Hôtel-Dieu, rapporte qu'ayant fait appliquer de la tanaisie sur le ventre d'un sujet affecté de maladie grave, il évacua trente-deux vers lombrics).

(Traité pratique).

Ce cataplasme m'a souvent réussi chez les enfants ; y ajouter quelquefois de l'ail, des feuilles de pêcher, d'absinthe, d'hièble.

Dʳ CAZIN.

Autre remède. — Le premier jour, donner à l'enfant 10 gouttes de suc de chélidoine (grande éclaire) dans un peu de jaune d'œuf délayé avec deux cuillerées d'eau sucrée ; le lendemain 15 gouttes. Résultat chez un enfant de 3 ans : à midi le même jour, l'enfant avait rendu avec deux selles demi-liquides, cinq lombrics de cinq à six pouces de longueur ; le second jour, expulsion de douze autres vers semblables.

Dʳ CAZIN.

Ascarides vermiculaires. — 1° Employer en suppositoire de la poudre de feuilles d'absinthe étendue dans du miel et épaissie en consistance convenable ; 2° décoction d'absinthe en lavements ; 3° boire une ou deux cuillerées d'huile fine d'absinthe, à jeun, et mettre cette huile en topique sur le bas-ventre.

Ver solitaire. — Piler 45 grammes de semences de citrouille avec autant de sucre à prendre le matin, à jeun. (Réussite complète dans un grand nombre de cas par les Dʳˢ Brunet et Sarraméa). Même succès avec 30 grammes de chaque sorte, chez un enfant de 5 ans, par le Dʳ Cazin (Recommencer le lendemain et les jours suivants s'il est nécessaire).

2° Ou bien faire une pâte avec 90 grammes de citrouille fraîche et 180 grammes de miel, donnée en trois doses à la distance d'une heure.

Dr MOUGENAY.
(*Traité pratique*).

3° Pendant deux jours le malade ne se nourrira que de soupe claire ; le troisième jour, le matin à jeun, il boira abondamment, dans l'espace d'une ou deux heures, une décoction d'écorces fraîches de racines de grenadier dans 2 litres d'eau réduite à un litre.

Voies urinaires (Maladies des). — *Difficultés pour uriner.* — Infusion de fleurs et feuilles de molène (bouillon blanc ; cierge de Notre-Dame).

TABLE DES MATIÈRES

Première partie.

Seconde partie.